背骨に教えられて

背骨を見れば病気がわかる

河野俊彦

元就出版社

はじめに

諏訪長生館館長　丸茂　眞

現代医学は急速に発展し、今やあらゆる臓器は幹細胞によって移植が可能になるかもしれないという、夢のような時代がやってきました。しかし、急速に進歩してきたものは医療技術や医薬品、検査技術、医療機器などではないでしょうか。依然として心の病についての解明と治療は、昔とあまり変わっていないように思われます。

私どもは人の体を支える脊椎にすべての治療の原点があるとする脊椎矯正療法を行なってきました。これは体の中心をなす脊椎を調整することによって、肉体の病を治すと同時に、心の病を直そうという『長生療術』に、その根本があります。

この本の著者は千葉大学医学部に在職中から私どもの治療法に興味を持たれ、西洋医学にはない治療法の長所に注目してこられました。背中に手を当て、背骨の歪みを調べ、全身の関節や臓器の不調を知り、脊椎から全身を治していくことに心を引かれたといいます。

解剖・病理学を専門とする著者に、これまでずっと解剖生理学、病理学の講習をしていただき、体の仕組みや病気の原因、体の変化について、共に学んできました。

また、毎年実際に人体解剖実習の見学を著者の指導のもとで行なってきました。これによって、私どもは人の構造を立体的に理解すると共に脊椎と神経の関わりや、内臓や関節と筋肉との関わりなどを長生療術と照らし合わせながら、深く理解することができました。

一方、著者は脊椎と自律神経系との関わりや脊柱と仙腸関節のバランスなど、長生療術で最も重要な治療法とする脊椎矯正についての理解をしてくれました。

「医療の基本は手当てである」は著者の口癖です。背中に手を当て、体温や心の動きを知り、全身の調整をする治療は本当の手当てだといいます。

病院の医師は検査データに頼り、サジの不要な薬や医療機器による治療に走り、患者の触診をおろそかにしている傾向があります。これでは病気の『気』の病は治りません。特に心の治癒はコメディカル（医師以外の治療者を総していう）の方が十分になされているといえそうです。今やコメディカルは治療の半分の役割を負っているとも書かれています。

著者はまた、三十年余り長生療術の治療姿勢を見つめながら、私どもの機関紙「鵬」に毎年文章を寄せてくれました。

このたび、それらを主に他のいくつかの文章をまとめて、一冊の本に仕上げることになりました。

長生療術の根本である『脊柱を自然の曲がりに調整する』ところから、日常生活に感じたことが書かれています。また、肺がんについての研究をなされていたことから、がんを起こす環境問題にも触れています。いずれも健康は普段の生活の中でどうあるべきかを考えさせてくれると思います。

なお、十年余り前に著しました『心と体の健康法』では、共著者として「脊柱から健康を知る」の項を担当していただきましたが、読者に脊柱を理解していただけるよう後半に載せてあります。

『背骨は自然の曲がりを保つこと』は私どもの治療の基本であり、健康を保つことの基本であることを読み取って欲しいと念じております。

背骨に教えられて——目次

3 長寿を健康に過ごすための体づくり　94

第4部 お米は元氣のもと 141

第1部　背骨に教えられて

1　健康は命より大事

身体についての講話を五年ほど前から行なっている。講話といっても講義するような形式ばったものではない。その回ごとに身体のどこかの仕組みを取り上げて、座談会のようにして話題を広げていくだけのものである。

始めるきっかけになったのは、先輩の山仲間から、そろそろ健康について考えなければならない歳になってきたから、体について話をしてくれないか、と頼まれたことによる。知っていることを簡単に話すぐらいならと引き受けることにしたところ、公民館活動のひとつとしてやることに話が進んだ。

毎月二回、二時間の例会として、町の中央公民館の一室を借りて始まった。会員は約二十名、園芸家、音楽教師、建築士、健康ダンス指導者、元教師、事務職、主婦など、三十代から七十代まで、様々な経歴の人たちが集まった。

講話は、まずは身体のつくりはどんな器官からできているかという解剖生理学的な内容から始めた。ともかく、いかに分かりやすく話すかに気をつかった。質問したい時はいつでもして欲しい、分からないところは分かるようにしてから先の話に進みましょう、と内容や進め方にかかわらず話題を広げていった。

こうして始めた講話の会も三年目からは月一回にして続けられ、五年を過ぎた。会員も途中、入れ替わったりしたが、中には五年続いている人が何人かいる。

講話の内容は、一回ごとにあらかじめ予定して参考になるようなプリントも用意して臨んだ。しかし、時には質問によって、予定した内容とはまったく異なる話で終わることもしばしばあった。話してみて分かったことは、これくらいは常識的かなと思った体の構造も、ほとんど知っていないことが多いことである。しかし、少し分ってくると質問も出てくるし、理解することによって、さらに興味を持ち、よく聞いてくれることである。

●形と働きについて

体の構造を話すのにまずは骨の構造、そして心臓や肺や肝臓、腎臓などといった主要臓器の形と働きについて説明することから始めた。しかし質問が出される時はほとんど病気のことだった。同じようなことを何度も説明することにもなった。それぞれの器官の形態と機能は他の器官とどのように関わっているか、また全身の体の仕組みの中で、どのような関わりを持って働いているかを繰り返し話す必要があった。

体は局所で働いているわけではない。全体が密接な関わりを持って活動しているのであることを知ってもらうことが大切であった。

●風邪は万病のもと

分かりやすくするために、しばしば昔からいわれている健康のための教訓を引き合いに出した。「風邪は万病のもと」は、どんなことを教えてくれているのか、というところから考えてもらった。昔からいわれているこのような「言葉」には医学的根拠のあるものがたくさんある。

よく聞かされた言葉に、「食べてすぐ寝ると牛になる」がある。実にうまいたとえである。牛は草を食べ終わるとすぐ寝る。そしてすぐ反芻する。要するに胃から食道を経て口腔に戻し、もう一度噛み直すことをする。牛はこれが必要であるからやっているし、害はない。しかしヒトはこうなったら、逆流性食道炎をおこすことになる。胃は構造上、寝ると胃の中のものが食道に逆流しやすい。胃袋の大部分は背骨の左側にあるが、十二指腸への出口（幽門）は背骨を乗り越えた右側にあるからである。

さらに逆流した胃液には塩酸が含まれているが、食道は塩酸に弱く、表面の粘膜がただれて、胸焼けや食道炎をおこしてしまうことになる。だからすぐ寝るなと戒めているのである。

このようなたとえの話を随所で用いた。

「泣く子は育つ」
「よだれの多い子は丈夫に育つ」
「腹八分目」（過ぎたるはなお及ばざるが如し）
「背筋を伸ばせ」

「腰を据えて仕事をしろ」

「四十腰、五十肩、六十膝」

など何度もたとえにあげて、医学的に説明を加えた。

また、こんな質問をして意味を考えてもらうこともした。

「脈拍はなぜあるのか」

「腹式呼吸は健康にいいというのはなぜか」

といった体の原理を考えてもらえるように話題を広げていった。解剖学は形を知る学問であるが、形をただ知るばかりでなく、考える解剖学をして欲しいのである。形を考えるところから医療が始まるといえるからである。

こうして五年も講話を続けたおかげで、体の仕組みを理解してもらうためにどのような説明をすればよいかが、だいぶ分ってきた。もちろん、五年間全部出席した人は理解できたばかりでなく、健康体操なども創作したほどである。

●身体を知れば病気にならない

ヒトの体には余分なものはない。形あるものにはすべて役割があり、しかもこんなうまい工夫がされていたのか、と感心することが多い。たとえば、肺の中のガス交換をする肺胞という小さな部屋は、五〜七億個もある。しかも全部の肺胞を足した表面積は百平方メートルにもなる。この表面積の広さが、呼吸の能力に当たる。

一方、肺には外気中のゴミや黴菌がはいりこみやすい。そこでこれを排除するために、繊毛のついた細胞が気管支の壁をつくり、粘液（痰のもと）にくっつけて、外へ向かってはき出す仕組みも備えている。こんなうまい装置があるから、体は守られているのである。全身いたるところ、なるほどこれはうまい仕組みだ、という装置が備えられていて、知れば知るほど、もっと知りたくなる。

それぞれの器官の構造（かたち）を知ると、その働きを知りたくなる。また、他の器官との関係に関心が向く。体はいくつもの器官が協調して働いていることを知り、全体としての個体を見るようになる。さらにまた、ひとつの器官の役割を知ると働いてもらっている器官を意識する。働いてもらっていることに感謝する。これは、臓器にとっても励みになることである。

こうしてヒトの体を知ることの楽しさ、うれしさを知る。知ることは安心にも結びつき、健康を意識し、病気を予防する。

●健康は命より大事

身体と健康についての話題は、しばしば現代医療についての話題に及ぶ。現代医療では命だけを生きながらえさせることは、何とかできるといっていい。医学知識、医療技術、医療検査、医療機器のいずれもが、高度に発達した。殊に医療機器の急速な発達により、本人の意識に関わりなく、命だけは何年でも生かしておくことができる時代である。

一方、心を生かし続けることはほとんどできない。意識不明のままで命だけをつないでおいても、本人にとって生きているという実感はすでにない。心が動いてこその人生だ。つまり、意識が戻らなければ、不明になった時点で死んだも同然である。先輩が言った「考えてみると命より健康の方が大事だね」

よく聞く言葉に「死ぬ時はぽっくり死にたい」がある。

ヒトは誰もが何とか長生きしたいという気持ちを持っているが、他方で死ぬことは間違いないことも十分承知している。だから死ぬ時は苦しみたくない、ヒトの世話になって長らく病の床についていたくない、という気持ちを誰もが持っている。なかなか難しいが、医療者は心の手当を優先して、納得して死を迎えられるように配慮しなければいけないのだともっと強く知るべきであろう。

身体の仕組みや病気についての話を続けてきて、多くのことを考えさせられ、教えられてきた。ヒトのからだの様々な形を知り、そこから機能を考え、機能が変化した時にまた形の変化に気づく。そのことを話しながら、聞き手の心の変化を感じさせられてきたといえる。今年もまだ、この講話の会は続いている。

2　すぐに始められる普段の健康法

●歩く

私は歩くのが好きである。歩いていける距離であればほとんど歩く。大学へ通う時も最寄の本千葉駅から十三分くらい歩く。大学は亥鼻台というやや高台にあるため、大学へ向う朝は上り道である。駅前を出て大通りを横切り、車一台が通れるほどの細い路地を抜けると図書館や文化会館や、お城を形どった郷土資料館のある亥鼻公園に入る。

朝は石段側の通りを上るので、二段ずつピョンピョンかけ上る。石段を上り、石畳の広庭を横切り、文化会館の横に出ると、芝を敷いた庭園づくりの中に梅や椿が咲いている。五月には藤棚に紫の房をいっぱいにさげている。秋には紅葉の桜や銀杏が錦を飾ってくれる。

この辺りが一番高いところらしく、千葉港や千葉市街が見渡せる。ここから大学まではほぼ平坦な道である。文化会館を過ぎ、もう一度細い路地を抜けると大学坂のあるバス通りに出る。すぐ医学部正門である。私の研究室は三階、もちろん二段飛ばしで階段を上る。

帰宅時もほぼ同じ道を帰るわけだが、一部違うのは石段を下らず、文化会館を巻いて走っている車の通る道を下ることが多い。曲り曲った坂道を足早やに下る。毎日、この距離だけは欠かさず歩く。そしてこの他にも私はできるだけ歩くようにしている。山を歩くのもそのひとつであるし、学会などで見知らぬ街に出かけても宿の近くや学会場の付近をよく歩く。街を歩くとその街の様子が分かるし、郵便局を見つけて記念の郵便貯金局印を集める楽しみもある。

健康によい歩き方は、やや速足で歩くことである。のんびりだらだら歩かない。背すじを伸して元気よく歩く。息が切れるほどの無理な歩き方もしない。十五分くらい歩いてほんのり汗をかくくらいがよい。

私はいつもチロリアンシューズというやや重い（片足で約九百グラム）軽登山靴をはいているが、それでもいっしょに歩く人には速過ぎるといわれる。私の妻はいっしょに歩くのを嫌う。息が切れるほどに小走りで追いかけなければならないからいやだという。青信号が変わりそうだと足は自然速くなって、道路を渡ってしまう。そんな時、妻はとり残される。「何をぐずぐずしているんだ」、私はおこる。イライラする。これはよくない。自分にも妻にも精神的に不健康をもたらす。で、自然お互いにいっしょに歩くのを避けるようになってしまった。

歩く速さは人それぞれに異なる。自分に合った速さで歩くのが一番疲れないし、健康的でもある。だが、私はどうも歩くのが速過ぎるようだ。誰からも、もっとゆっくり歩いてくれといわれる。だから速過ぎる私が相手の速さに合わせるのが当然でもある。私は注意して相手の歩調に合わせるようにする。しかし、だんだんと速足になるらしい。何分かするとまた速過ぎるといわれる。そこであわてて速度を落とす。しかし、そのうちまた速足になって同じことをくり返すのである。

歩くということは筋肉をほぐし、血行をよくし、体の新陳代謝を高めることはもちろん、精神的にもいい。晴れた日には自然と日光浴をし、近くの草木を鑑賞し、遠くの景色も眺める。雨の日もまたそれなりにおもしろ味がある。水たまりをピョンと跳び越し、車にどろ水をかけられぬように気を配りといった肉体的、精神的刺激が得られる。健康を保つためには肉体的にはもちろん、精神的にも適度の刺激が必要であるが、歩くことによってこの両面が満たされる。

老化は足から始まるといわれるように、快適に歩けるということは若いということであり、健康の証しでもある。その日の足の運び具合によって自分の体の調子も知ることが可能である。朝晩必ず歩く、それが私の健康法である。

●食べる

生きることはすなわち食べることであり、食べている者は、おおむね健康的であるといえるであろう。何でもおいしく食べられる時は体の調子がよい証拠であるし、食の進まない時は、どこか体の不調があると考えられる。

食事は毎日の生活に欠くことのできない、最も基本的な行為である。が、私たちはしばしばそれを忘れ、いいかげんな食生活をしてしまっている。しかしまた見方を変えれば、でたらめの食生活をしていても支障がおこらないということは、それだけまた丈夫であるともいえるであろう。

私の食事のとり方はきわめて不規則である。朝食は七時頃、昼食は十二時頃であるから問題はないが、夕食は夜の九時頃から十一時頃までとバラバラである。昼食から夕食までの時間は九時間から十一時間もあるわけで、慣れていない人では低血糖のため目をまわしてしまうこともあろう。

もっともこの間まったく口にするものがないというわけではない。五時頃にはせんべいなどをかじりながらお茶の時間をとる。また時々は研究室で教室員がそろってタクアンやピーナッツをつまみながらウィスキーを飲むこともある。が、こういった食生活も若い時だから許されるわけで、中年を過ぎたら改善しなければならないと思っている。

さて、私は研究室の間では大食漢といわれている。その理由としては嫌いなものがなく、何でも食べるからであろう。また、ぱくぱくとうまそうに食べることも、そのように見られる由縁であろうと思う。その上、食べたい時はあまり遠慮せず、いただいてしまうことも大いに影響しているだろう。

会食の際、酒の好きな人は「酒がまずくなるから」と食べるのを控えてまず飲む方に専念する。ところが私は飲むよりは食べる方を好むので、おのずと皿の上のものはなくなり、他の者が箸を動かし始める頃には、あらかた食べてしまっているというわけである。

特に寄せ鍋などの時は同席の人たちよりも余計に食べてしまいがちである。時には、飲む方を好む人がさて食べようかなという頃には、たいしたものも残っていなかったなどということもおこりうる。

かように私は好き嫌いせず何でも食べるし、また食べることが好きである。殊に好きなものは鍋料理と、くだものである。水炊き、たらちり、鳥なべ、しゃぶしゃぶ、と聞いただけでもよだれが出てくる。

鍋料理は動物性タンパクと植物性タンパク、そして野菜などといろいろな食品が入っているので最もバランスのとれた料理といえよう。おつゆも飲めば失う栄養はほとんどないといってもよい。冬に鍋を囲んでふうふういいながらつついて食べるのは実に楽しいし、団欒《だんらん》にもってこいである。自分で好みのものをつついて食べるということは、栄養のバランスを保つことにもなる。

動物は食べたいものを食べているだけだが、ちゃんと栄養のバランスが保たれている。同じようにヒトも欠乏しているものを食べたいと欲するものである。だから自然な食物摂取をすることが、基本的にはよい食事のとり方であるといえる。

しかし、それだけでは好き嫌いによって栄養の片寄りができてしまう恐れがある。そこで私が努めていることは、タンパク質は大豆タンパクを主にする、とうふ、納豆、生揚《なまあ》げなどである。動物性タンパク質は魚介類を主にして、肉類は従にする。また海苔類を毎日いくらかとる。野菜は生ものもとるが、量をかせぐために煮たものを多量にとる。そしてくだものは何でも腹いっぱい食べる。

こうしてみると鍋料理がいかに、この目的にかなっているかが分かるであろう。海苔は総合食品といわれるほどいろいろな栄養を含んでいる。黒いつやのある高級なものより色のあせた赤味がかった海苔の方が鉄分が多く、貧血症のヒトには鉄分補給として最適だ。生野菜はビタミン類を摂取するために大切で、特にビタミンCは体の抵抗力を保つし、煮た野菜は多量に含んでいる食物繊維が、腸内の不要物のコレステロールなどの脂肪や、発癌物質を吸着して腸内の清掃をしてくれる。

大豆タンパクは大部分が不飽和脂肪酸という成分からなり、その半分以上はリノール酸からなる。このリノール酸はコレステロールを減らす働きがあるし、血管壁をしなやかに強くする作用もある。コレステロールが体内に増えすぎると血管の内壁に蓄積し、血管の内腔を狭くしたり、アテローム硬化とか粥状硬化と呼ばれる動脈硬化をおこす。

このコレステロールは一般に血清〇・一リットル中に百三十〜二百五十ミリグラム含むのが正常範囲であるが、これには善玉と悪玉の二種類がある。日本人ではこの善玉対悪玉の比は〇・四であり、これが〇・二五以下になると病的になるといわれている。つまりコレステロールはすべて悪いものばかりというわけでなく、よいものもあるわけで、それはＨＤＬ（高比重リポタンパク）といわれる善玉コレステロールである。

これに対してＬＤＬ（低比重リポタンパク）は悪玉といわれ、動脈硬化を促進させる。逆に善玉は動脈中のコレステロールを掃除したり、脂肪の消化や吸収を助ける働きがある。

ところでアルコールには善玉コレステロールを増やす作用のあることが証明されている。

つまり適量の飲酒は動脈硬化を予防するというわけである。ただし飲みすぎると今度は肝硬変をおこしやすくなる。そこでほどよい酒量とは純粋アルコールにして一日二十五グラム、すなわち日本酒一合、ウィスキーならダブル一杯、ビールで大ビン一本ということになる。なお一週に一日くらいはまったくアルコール分をとらないことが肝臓にとっては必要である。

ついでながら、中国に「医食同源」という言葉があるが、これは食事をしながら健康を保ち、また病気の予防もしていることを表わしている。つまり、食物の中にはエネルギーとしての栄養素があると同時に薬物的要素も含まれているわけで、うまく食事をとれば含有している薬によって病気まで治ってしまうというわけである。

たとえばラッキョウは狭心症を防ぐし、ネギは新陳代謝を高めるため体を温ため、逆にスイカやバナナ、カキなどは下熱作用があり、ヤマイモは体力をつけ、消化機能を高めるといわれている。このように食事をすることは病気を防ぐことにもなるわけであるから、それに合わせたものを食べればよいというわけである。現代的に考えれば、いろいろな食品からバランスのとれた食事をすれば病気の予防になり、健康な生活をすることができるということになろう。

いろいろこむずかしいことも書いたが、結局は食べたいものを楽しく食べることにしている。そしておいしく食べるためには、よく動いて腹を減らしておくことであるし、それがひいては不足のものを自然欲することになり、健康的な食事に結びつくものと信じているのである。

●着る

衣類というのは、第一には実用的に体を保温するためのものと、他方、体を飾るための装飾品としてのものとがある。古代社会からこの二つの面は常に不変のものであろう。そして平和な時代には、しばしばヒトは健康という面を忘れて、装飾品としての面に捕われてしまいがちである。健康的な衣類というのは、適度の保温と吸湿性に富んだ通気性のある素材でつくられていて、体の運動を妨げないものがよい。

私は衣類について実用的なものを重視してきた。ともかく着られれば何でもよかったし、同じものを何年も洗いざらして擦り切れるまで着ていた。新しい衣類を買ってもらえなかったので大事に着たせいもあるが、二十歳頃からは体型がまったく変わらなかったことも同じ服をいつまでも着る理由となっている。他人からのおさがりも喜んで着ていた。貧乏生活が身についていたためか、古い服も捨てきれず、よれよれのまま身につけていた学生時代であったが、その習慣はその後も尾をひいて、今でも服装は貧弱である。

私は型にはまった窮屈な服が嫌いである。また厚着も好まない。下着類はランニングシャツか半袖シャツを一枚着る。これは夏も冬も同じで、夏はほとんどランニングシャツであるのに対して、冬は半袖シャツを着ることが多くなるだけである。夏の上着はポロシャツやカッターシャツがほとんどで、秋になると長袖のオープンシャツの上にブレザーコートを着込む。冬の三か月はさらにもう一枚毛糸のベストを重ねる。ももひきははいたことがなかったのだが、近頃は膝までの半ズボン下なるものをはいている。オーバーコートは持っていない。

私が朝夕通勤に利用している駅は、畑の中の小さな駅である。ホームには七、八人が掛けられるほどの小さな待合室が、ひとつぽつんとあるだけ。雨風を防ぐ屋根などはない。線路をまたぐ跨線橋も西風にビュービュー吹かれている。

私はそのホームで電車を待つのであるが、からっ風がピューと吹くたびに、上着の前から冷たい風が背中側に回り込む。ほとんどの人はコートにしっかり包まれているのだが、私の格好だけは冬に似合わない服装で、寒そうに見えるようだ。私もその時は寒いのだが、身を縮めることは決してしない。

寒風に上着の裾を煽られても背筋を伸ばして歩くことにしている。寒そうな格好をするくらいなら、もっとセーターやオーバーを着るべきで、やせ我慢などしない方がよい。電車に乗ってしまえば車内は暖かいので、わずか七、八分くらい寒さなど吹き飛ばすくらいの精神力でいた方がよい。肌も時にはキュッと冷して適度な刺激を与えた方が皮膚の強化になる。

大学の研究室ではもっと薄着で過ごすことが多い。白衣の下はトレーナー一枚のこともある。暑いのは苦手だが、寒さは動くことによって体を温めることが可能である。少し寒いくらいの方が頭はもちろんのこと、体もよく動いてくれる。

「薄着で過ごす」ということを私は第一に心掛けている。その利点は、

①身体が動かしやすく、活動的である。

②精神的に適度の緊張感が保たれる。

③外気温の変化による皮膚の適度な刺激が得られる。

④このため皮下静脈血の循環を促す。

晩秋から初冬にかけての季節は朝夕の冷え込みを感ずる頃であるが、この「もう一枚上着が欲しいな」と寒さを感ずる気候が大好きである。背中をまるめ、首を縮めたくなるような気持ちの時、それを振り切ってシャキッと立つ。この自分を緊張させる心の意識が、生きている実感を与えてくれるのである。霜の白く降りた朝など、自分のはく息が白くなる晩秋は身も心も引き締まる思いがする。

また冬、布団に入る時にも自分の存在を感ずる。冷たい布団にもぐると膝をかかえて、丸くなりたくなる。しかし、それを我慢して体を伸ばし、じっと待っていると、そのうち少しずつ自分の体温で暖められた布団の温かさにしみじみとうれしくなってくる。自分の体温の温もりを自分で感じ、うれしく思うのは実に生きている喜びでもある。

「満足」ということは、足の先まで体温が満ちることであるという。着ている服が窮屈であったり、厚着では血液の循環も悪くなり、手足も冷たくなりがちである。薄着で動きやすい服装で、肉体的にも精神的にもゆとりを持って生活したいと思う。

〈付記〉

昨年セーターをいただいた。それ以前にも手編みのセーターをもらったのが二枚ほどあった。せっかくだからと思ってセーターを着ることにした。まず半コートを購入してセーターの上にブレザーコートの代りにそれを着た。着てみて大変快適であることを知った。体が軽くて、動きが自由である。暑くなった時もコートを脱げば通気性がいいので、体温調節もスムーズである。今までセーターは子どもっぽいと思って敬遠していたが、着てみると大変機能的で気分も軽くなるし、健康的である。これからはセーターを大いに愛用したい。

●眠る

不眠症というやっかいな病気があるというが、私は眠れなくて困った経験はない。確かに、時にはなかなか眠りにつけなかったということもあるが、そんな時でも必ず眠っている。私にとっては、かえって眠れないで困るくらいの方が、仕事が進められていいのにと思うことが多い。明日までにやってしまわなければいけないと思いつつ、眠気に負けてしまうことがしばしばあるのだ。

安眠できるということは平穏であることの証《あかし》であり、幸福なことでもある。病気の時は安眠できない。体の痛みで眠れぬこともあろう。痛みに苦しんでいる人にとっては、せめてぐっすり眠れさえすれば他に何も欲しくないとまでいう。

私が眠れずに悩んだことがないということは、それなりに健康であり、重大な悩み事もないということであろうか。これは感謝すべきことに違いない。

電車通勤をしている私にとって、居眠りはひとつの特技でもある。立ちっ放しの通勤が普通であるが、たまに座れば本を開いたまま眠ってしまうことしばしばである。しかし居眠りというのは熟睡しているわけではないようで、通勤電車では下車駅の手前辺りでほとんどの場合目が覚める。意識の底では下車しなければならない駅までの時間を数えているのであろう。

混んだ車内で、立って本を読んでいる時にも、時にはパタリと本を落してしまうことがある。立ったまま居眠りをしてしまったのである。こんな時は回りの人に何となくきまりが悪い。ましてや前に座っている若い娘が本を拾ってくれたりすると身の縮む思いがする。

眠い時にはちょっと眠ると後はスッキリするので、あまり我慢しないで眠った方がよさそうだ。特に車を運転している時など、十分でも十五分でも眠ってしまうと後は眠気を催さずに運転できるものである。

昼寝も効果的な睡眠法である。私も寝る時間が夜半の十二時過ぎという生活が多いので、睡眠不足気味である。そこで、電車の中でも居眠りすることになるわけであるが、これでもまだまだ足りない。研究室にはいつでもひと眠りできるようにソファを置いてあるのだが、あまり利用してもいない。せいぜい一週に一度くらいのものである。私は眠ろうと思った時には、眠りにつくのが比較的早いようで、明るいところでも平気で眠ってしまう。仮眠時間は二十分もあれば十分で、短時間で疲労が急速に回復し、心身がすっきりする。

熟睡できることは快適であるし、最も幸せなことであり、天国で遊ぶのに等しいとまでいわれる。この睡眠には、脳が眠っていて体が起きている状態と、逆に脳が起きていて体が眠っている状態の二つのタイプがある。

前者はノンレム睡眠、後者はレム睡眠とよばれる。レム（REM）睡眠というのは、Rapid

Eye Movement（急速眼球運動）の頭文字をとったもので、脳波の形でみると目覚めている時と同じ波形を示しているが、眼球運動が見られ、呼吸や脈拍が不規則で、筋肉の緊張がなく、ぐったりと眠っている。

ノンレム睡眠期には、精神的休養と疲労の回復がなされ、レム睡眠期には肉体的疲労が回復される。脳が眠っていて体が起きているノンレム睡眠は四段階に分けられている。①うとうとした入眠期、②浅い眠り、③やや深めの眠り、④最も深い眠り、がある。そしてこの後にレム睡眠が続いておこるのである。このノンレム睡眠とレム睡眠を一周期として約二時間で、次の周期に入る。普通の睡眠では一夜にこの周期を四回くらいくり返すのである。

ヒトはよく夢を見るが、この夢を見るのはレム睡眠期である。夢は覚えているヒトとまったく覚えていないヒトといるが、いずれのヒトも夢を見る。それもひと晩に四、五回の夢を見るはずであるが、一般に覚えているのは最後のレム睡眠期にみる夢だけである。まったく覚えていないヒトは、目覚めた直後に夢を思い出そうとしないからであるといわれている。レム睡眠期には頭がはっきりしている状態の脳波を示す。しかし体の筋肉などは眠っているためぐったりしていて、夢の中で逃げようとしたりしても体がいうことをきかないのである。

私は夢をよく覚えている方である。時には夢を見たような気がしても思い出せないことがあったり、二つ見たような気のする時もある。実際四、五回は夢を見ているはずであるから、二つくらい思い出してもよさそうなものであろう。

夢を覚えておくためには、目覚めた時すぐ夢を思い出す努力をすること、すぐメモすることであるという。夜半などに夢を見て目を覚ますことがあるが、そんな時こそメモしておくことが必要で、そうしておかないと朝までには忘れてしまうのが普通である。

夢ばかり見ていてひと晩中眠れなかったという人がいるが、そんな時は一般に深夜一時から二時頃に床についたためであることが多い。というのは、ノンレム睡眠は夕方から夜半の一時頃までがピークで、その後は少なくなるためである。このため翌朝頭がぼんやりして、寝不足気味の状態になる。

また、レム睡眠は夜半の二時頃から朝方にかけて増えやすいといわれている。そのため夢ばかり見ていたということになるのである。

私の睡眠時間は午前〇時半頃から六時半頃までである。これより短かいことはしばしばあるが、これより多く眠ることはめったにないといってよい。ナポレオンは一日に四時間くらいしか眠らなかったというが、これは眠り方が上手であったのであろう。つまり、睡眠は何時間寝たかではなく、量より質の問題である。必要睡眠量は睡眠時間と眠りの深さの積で表わされる。

そして眠りの質をよくするためには、いいかえれば深い眠りを得るためには夕方早目に寝ることである。人には「眠り」に向かう力と「目覚め」に向かう力とが一定の周期をもって現われる。日の入りとともに体は「眠り」に向かい、夜明けに向かって「目覚め」の力が増してくるのは自然の理である。当然、夜半を境にして「眠り」に向かう力の方向から「目覚め」に向かう方向へと変化する。

夜九時か十時に床につけば、体そのものが「眠り」に向かっているのですぐ眠れるし、しかもぐっすり眠れることになる。夜半を過ぎて一時や二時に眠ろうとすれば、体は少しずつ「目覚め」の方向に向いているのに、逆に眠ろうとするのだから無理が生ずる。体のリズムに合わせて眠れば良質の「眠り」を得ることができるというわけだ。

ホルモンの分泌を促進して体の調子を整えたりする自律神経の働きが活発なのは、午後十時頃から午前二時頃までであるといわれているし、病気から体を守る免疫力（抗体）も睡眠中につくられるといわれている。一日八時間眠るのが理想であるが、それができない者は最も効率のいい時間帯に眠るのが大切であろう。してみるとナポレオンは午後十時から午前二時まで眠っていたのではなかろうかと考えられる。

私の現在の睡眠時間は五時間くらいで、しかも真夜中過ぎに就寝しているので、質も最悪としかいいようがない。若い時は無理もきいたが、これからはやはり十一時頃には布団に入りたいし、朝は六時に起床して軽い運動くらいはして健康に努めたい。現代人は自然のリズムに逆らって生きている面が多過ぎるが、少しでも自然のリズムに合った生活にもどしたいと思う。

太陽が沈んだら寝るのが体にとっては最も自然であるし、太陽が出たらすっきりと起きるのが健康的である。私は常日頃、自然を大切にと口ではいいながら、自分の体に対しては実践していないところが多過ぎる。実践しなければならない大切なことは、睡眠を自然に得ることであると思う。健康を保つために、私はなるべく早くこのことを実践できるように努力していきたいと思っている。

何はともあれ、今の私はいつでも眠れるし、どこでも眠れることに感謝したい。

●見る

車窓から見る景色は四季の移り変わりを忠実に教えてくれる。春の芽吹きの頃は、冬枯れの枝先に淡緑色の霞のような新芽が見えはじめると、日ごとに緑が濃くなって春の到来を知らせてくれる。木々の緑が鮮やかになると畑の菜の花もいっせいに咲いて目を楽しませてくれる。若葉と風の美しいのは五月である。遠く近く五月の風に吹かれて黄金色に輝やく椎の葉のまぶしさは、地球の生きていることを実感させてくれる。

暑い夏のあとには、稲穂の実りとともに自然の充実した色合いを日、一日と深めてゆく。柿の実の紅く熟れる頃、木々も紅や黄色に色づき、静かな落着きとともにもの哀しさを秘めて冬を迎える。

電車通勤の私はこの一連の季節の移り変わりを毎日見ながら、一年一年を過している。車窓のながめはいつも同じようでいても、一か月ごと、二か月ごと、あるいは季節ごとに明らかに変化している。私はその変化を何気なく見て、「もう梅が咲いているな」とか、「今年の紅葉は色が鮮やかだなあ」などと認識するのである。

体内の諸器官は外界の条件に対応して機能する。季節の変化が視覚から脳へ伝えられると、夏には夏の状態に合った体調を備え、冬には冬の体調に整える。体内の機能は四季の変化とともに調整されているともいえる。眼の役割は物の外形をとらえるとか字を読むばかりでなく、体内の諸機能の調整にも重要な役割を担っているのである。眼（視覚）は脳の一部であり、骨に包まれた中枢神経（脳）の一部が、外界の情報を直接得るために生じた突起物である。眼は脳の情報の窓ともいえる。

外界の状況をとらえ、それを視床下部に伝えると、そこにある自律神経の中枢がその情報を感受し、それに応じた体内調整を行なっているのである。だから外界の状況が変化してばかりいると自律神経の落ち着きがなくなり、逆に嬉しいことや楽しいことを見ればストレスも消えて、自律神経も快適となる。自律神経の順調な働きは内分泌腺にも影響を及ぼし、体全体の諸器官を快適に機能させる結果となる。

外界の状態を知る器官に五官があるということは誰もが知っている。聴覚や嗅覚は有効な器官であり、しばしばこれを頼りにする。そして中でも視覚は最も頼りになる道具であり、それゆえ、なくてはならない道具でもある。

私は山歩きが好きである。体力づくりのスポーツとしての山歩きであるが、それ以上に山の自然を見ることは精神的休養として大変役立っている。山の頂上から遠く、近くの山々をながめることとの開放的な気分の何と素晴らしいことか。自然のあるがままをこの眼で見、肌で感じ、大宇宙の中の地球とそして小さなたったひとつの自分を知る。この感動はまず眼から得られるといってよい。眼からの映像なくしてこのよろこびは得られないであろうと思う。

山は頂上ばかりがいいというのではない。途中の登山道の回りには高山植物が咲いている。

それらの花のひとつ一つが大小あり、赤や黄色の濃淡あり、蕾もあれば果実もある。いくら見ていてもあきないほどである。

何年か前、仙台で学会があった折に飯豊山へ登ったことがある。五月の飯豊山は残雪が多く、随分と寒かった。そして何よりも学会までの仕事の疲れがどっと出て山登りの意欲が半減していた。しかし、雪の消えたところにはカタクリが群生していて、紫紅色の花が一面に咲いていた。風にゆられて、うつむき加減に咲くカタクリの花と白い残雪とが実に印象的で、疲れを忘れてしまった思い出がある。結局、途中から雨が降り出したこともあってあと百メートルの高さを残して頂上へは到達しなかったが、可憐なカタクリの花に慰さめられて、さわやかに下山することができた。

私は仕事柄ひとつの仕事が完全に終わったという実感を得るということがない。ひとつの研究テーマについて研究し、ある結論を得ることができても、さらにまたその先へ研究を進めなければならない課題が生じてくる。研究に行き詰まることもある。研究がうまくすすまないとストレスがたまることが多い。そんな時、野山の草木を見たり、絵画を鑑賞したり、音楽を聴いたりしてストレス解消に努めている。

そんな気分転換法の中でも、これは最良の方法であり、確実に効果があると信じているものが山登りであり、頂上から周りの山々を眺めることである。仕事の上の悩みも対人関係上のストレスも、私はこの山歩きと地球を眺めることによって自己解消してしまうことができる。

現代社会はストレスの時代であるといわれている。仕事のこと、対人関係のこと、車のこと、公害問題とあげればきりがない。誰もが悩みを持って生活しているのである。だからこそ気分転換をはかる方法を各自が持っていないと、押しつぶされてしまうことになりがちである。自分はこの方法で気分転換ができる、というものを持つべきである。テニスよし、ジョギングよし、映画鑑賞でも旅行でもよい。確実にストレスの自己解消ができるような何かの方策を持っているべきである。

私は視力と足には自信があるので、山を歩き自然の雄大さを見て自己解消法を行なう。どんなに辛い時でも、私にとっての山歩きと山頂の眺めは、明日からの生活意欲を確実に与えてくれる特効薬である。

●話す

学生にモノを教えるには、いかに分かりやすく話すかが大切である。難しいことでも話し方次第ではすぐに理解してもらえるが、分かりやすく話すということはなかなか難しい。

まず自分が内容をよく分かっていることが不可欠であり、次に学生の持っている学習能力、経験などの情報量のレベルに合った話し方が必要である。つまり、学生の既存の知識にたとえて話すことが一番なのだが、それには学生の生活レベルに自分を置いてみなければならない。

例えば、パソコンやテレビゲームになぞらえて話すとすれば、それについて理解し、自分もある程度知っていなければならない。漫画でもスポーツでも同様である。話すということはいかにして、自分の伝えたいことを相手に十分理解させるかが目的であるから、分かるように話す工夫が常になされなければならない。

私は職業柄講義をしたり、講演をしたりすることがしばしばある。講義も講演も相手によって内容や話し方を変えねばならない。医学部の学生にする講義では基本を踏まえて、いくらかの新しい知識も加えることが必要である。看護学校の生徒などには基本をやさしく話す。授業中に話す雑談の内容もそれぞれに異なる。

また主婦を対象にした講演会では、彼女たちに一番身近な家庭内の話題をとり入れて話すように努める。学術講演では自分の持っている知能の総力をあげて簡明にして必要なことを述べる。

講義を行なうには内容にも、話し方にも頭を使わねばならないが、コメディカルの生徒を対象にした講義は比較的ゆとりを持って話すことができる。殊に年間を通じて授業を担当する医療専門学校などでは、授業の遅速、内容など自由に進められるので気楽に雑談ができて余裕のある授業展開ができる。

この授業で神経を使うのは生徒の年齢が、高卒から還暦過ぎまでも差があるため、どんな内容の雑談をしたらよいかである。年齢差に関係のない話題、そして何らかの形で授業内容に関連のある話題が望ましい。雑談によって緊張を解き、また授業に目を向けさせることができれば、授業は楽しくなるし、いい授業であるといえる。

生徒が理解しようがしまいが関知せず、一方的に教科書を読むだけのような授業は無味乾燥で、生徒不在にするものである。生徒の顔を見ながら話せば、その反応によって理解できたか否かが分かる。もしも分かっていないような顔をしていたら、違った方向からもう一度説明する。そしてそれによって分かった顔をしてくれた時には、内心「よかった」とほくそえんだりする。

しかし近頃の青年は、この反応をあまり示さない者が多くなった。その原因はテレビを視ることが多いからであろうと思う。テレビ放送というものは一方的である。視ている方も「分かった」とか「分からない」とかいっても相手に通じないので、結局何の表情も示さないような人になってしまったのではなかろうか。しかし、授業は生身の人間の対話と同じである。テレビ画面に向っているのではない。お互いに相手の表情を見ながら、微妙に影響を受けながら話しているのである。そこには心の動きがあり、交流があり、心遣いがなされていると思う。

話すという作業は高度な知能を必要とする。言葉を考えることにも多量のエネルギーを必要とするし、相手の理解を確認するためにも、これまた高度な知能とエネルギーを要する。話すという作業がいかに高度な能力を要するかは、脳における中枢を見ても明らかで、単純作業ではなしえず、いくつもの分業によってなされている。すなわち、運動性言語中枢、聴覚性言語中枢および視覚性言語中枢があることが知られている。

運動性言語中枢—前頭葉の下前頭回後部（中心前回の下部）に位置し、言語運動を行なう際に必要な微妙な運動を支配する中枢で、ブローカ中枢ともいう。この中枢が障害されると筋そのものには支障が生じないので、食事運動などは普通にできるのであるが、しゃべることが不可能となる。また人の話は分かるし、文字も読めるので、いわゆる運動性失語症をおこすことになる。

聴覚性言語中枢―側頭葉の上側頭回の後三分の一、および縁上回の隣接部付近に位置し、聞いた言葉を理解するための中枢で、ウェルニッケ中枢ともよばれている。この中枢が障害を受けると人の話すことはよく聞こえるが、言語としての内容を理解できなくなる。つまり、意味をなした言葉として聞こえるのではなく、単なる人の声として聞こえるだけで、いわゆる言語聾または感覚性失語症とよばれる症状をおこす。

視覚性言語中枢―頭頂葉から後頭葉にかけての下頭頂小葉の角回に位置する中枢で、文字を理解する中枢である。この中枢が障害されると視力障害ではないから文字はよく見えるのであるが、文字としての意味をまったく理解できなくなってしまう。いいかえれば、「見えていて見えていない」状態になってしまうわけで、いわゆる失読症または言語盲とよばれる症状をおこす。

以上の言語中枢は一般に右利きの人であれば左半球に、左利きの人なら右半球の大脳皮質にある。

言語障害は三つの中枢以外の種々の場所における大脳皮質の障害によっておこるともいわれており、また運動性、感覚性の区別のはっきりしない症状も多く見られている。かつて言語中枢は大脳皮質の限られた場所に局在しているという説が信じられていたのであるが、最近の研究報告では、はっきりした場所はむしろ考えにくく、もっと広汎な部域で言語運動がなされているのであろうと考えられるようになってきている。

ヒトが「話す」ということは非常に高度な働きを必要とする。それゆえ脳の単一な場所での働きでは無理で、三つの言語中枢の他にも言語を理解するための補助的な働きの場が、いくつもあると考えられている。さらに、これらを含めた全部の中枢からの神経興奮を総合的にまとめる高度な中枢（言語総合中枢のような）が前頭葉にはあるのかもしれない。

くり返しになるが「しゃべる」ということは、高度な知能と技能を要する作業なのである。それは外国語を話そうとすると汗ばかりかいて、言いたいことも言えなかった経験からも分かるであろう。だがまた、おしゃべりするということは愉快なことでもある。そして会話するということは言葉のみでなく、「目は口ほどに物を言い」であり、また身振り手振りでも随分とできるものである。

一昨年ヨーロッパへ学会発表のため三週間ほど出張したが、会話に苦労したにもかかわらず、いくつかの国の人々といろいろと心のふれあいを持つことができた。

ハンガリーのブダペストはドナウ川を挾んでブダとペストの二つの地区に分かれている。ブダは王宮などのある歴史的保存地区で、丘の街。ペストは平坦部で開発されつつある近代的な街である。ブダのヒルトンホテルに着いた日、ホテルの一室から下の大通りをながめていると、同じ番号を付けたバスがホテルの前を行ったり来たりしている。ロビーで聞くとペスト市街の中央広場を回って循環しているというので、早速市内探訪をしようと地図を片手にバスに乗った。走り出したバスの中で切符を買おうとしたら、運転手は切符はないという手振り。そばに乗り合わせたおばさんに聞くと英語はまったく通じず身振り手振りで、自分の持っている回数券を入口のボックスに入れるのだという。それはどこで求めることができるのかと問うと、乗る前に回数券を買って乗るのだというようなゼスチュアをしている。

ともかく自分は持っていないので困ったという顔をしていたら、そのおばさんは自分の持っている回数券をボックスに入れて「おまえの分を入れた」という。おまけに「これは帰りの分だ」とさらにもう一回分の回数券を手に握らせてくれた。一回乗車料は八円であるから十六円を払おうとしても「いらない」と、ついに受け取ってもらえなかった。

それればかりでなく中央広場でバスを降りたら、おばさんもバスを降りて、急いで中年の紳士をつれて私のところへまた引き返してきた。紳士は英語がペラペラで、「この婦人があなたの行き先を聞いて教えてやって欲しいといっているから、代わりにうかがいましょう」という。私が紳士の説明を聞き、道順も分かって歩き始めるまで、当のおばさんはそばにいて、私が「ありがとう」というと安心して立ち去った。自分がしゃべれなくとも、最後まで親切に案内してやろうとする好意を大変うれしく思ったものでした。

西ベルリンでもフランクフルトでも、空港でバスや電車の乗り場を聞いたり、市街地へ着いて下車するところを聞いた時、誰もが親切に教えてくれた。自分が分からない時には、そばの人に聞いて教えてくれたし、いろいろと話しかけられもした。

ウィーンからザルツブルグまで特急電車で三時間かかった車中でも、乗り合わせたおばあさんと片言のドイツ語でいろいろ話をした。「オーストリアには何の用事できたのか」と聞くので「研究発表会に出席したのだ」と答えたら、「おまえさんは学生か」といわれて「まあ、同じようなものです」と答えたりした。

ザルツブルグへはモーツアルトの生家を訪ねて行ったこと、おばあさんは自分の孫に会いに行ったことや年齢のことやら、アメを食べろとくれたり、窓の外の夕日がきれいだから写真を撮れとすすめられたりもした。

いずれも手振り身振りが会話の中で大きな役割りを果していた。殊に外国人は身振りや表情が豊かである。体全体で表現するということは大切なことだと教えられた。

言葉は半分しか通じなくても、どこの国の人とも意志を通じ合えるものだなあと、しみじみ感じた。よくいわれることだが、地球はひとつなのだと実感した。それにしても、もっと自由に話せたらどんなに愉快だろうと残念にも思ったことだった。

外国人が体全体で表現するのは、自分の意志をできるだけ正確に伝えたいという熱意の現われであろうと思われる。つまり自分の思っていることを表現するために、それなりに頭を使っているのではなかろうか。

日本人も「女三人寄れば姦《かしま》しい」といわれるように、若い女性も中年婦人も、殊に近頃はにぎやかにおしゃべりしている姿が目につく。おしゃべりするということは頭も働かせるし、よく笑うので体全体を動かすばかりでなく、笑うことによって表情筋を緊張させ、唾液腺からの分泌も促進することになる。

この唾液腺から分泌されるパロチンというホルモンは、体の細胞を活性化し、若返らせる働きをする。加えてまたよく食べる。つまり全身運動しながらパロチンを分泌させ、ストレスを発散させているのであるから、女性が長生きするのは当然であろう。

男も飲んでバカさわぎをしてウップン晴らしをするだけでなく、もっと頭を使った楽しい話をするように努めるべきである。人はどうしても他人のことが気にかかり、他人の悪口をいってしまいがちだが、後味はあまりよくない。それよりも気分爽快になるような話をなるべく多くしたいものである。殊に人を愉快に笑わせる話し方がしたいと思う。

笑うということは人間だけの高度な表現であるし、笑わせることのできるのも人間ならではのことである。頭を使って人を笑わせることを考えて話せば、言語中枢はもちろんのこと、脳の多くの細胞をも刺激することになろう。脳細胞は働かせてやらねば老化しやすい細胞である。全身で話して、脳も肉体もともに活性化してやることが大切である。

私は改まった、形式ばった話は苦手である。できるだけ自分の言葉で、自分の気持ちを一番素直に表わせる言葉で話すようにしている。自分の真意を伝えるには、どんな話し方をすればいいかということに心を遣う。それは脳細胞を正しく活動させるであろうと思っている。自分の心に素直に、心を込めて話せば必ず相手に気持ちが通じるであろう。

相手にいい反応を与えることができるということは、相手からもいい反応を与えられているということである。つまりいい結果がいい反応をおこし、それがまたいい結果を生み、お互いに愉快になるというわけである。人を愉快にするということは、自分が愉快にされるということにほかならない。好意を持つ女の人に心を込めて話すように、自分の気持ちを表現したいものである。

話すということは高度に精神活動を高める、ヒトに特徴的な行動である。そして愉快に話すことができるということは、脳も諸器管も全体が快適に働いているということでもある。自分に合った素直な話し方で、健康に感謝しながら生活したいと思う。

●読む

私は電車の中で本を読むことが多い。通勤の行き帰りの電車内の時間は合計約八十分。立ったままのことが多いが文庫本ならば十日もあれば一冊読み切ってしまう。なまじっか帰宅時の電車で座ったりすると居眠りをしてしまって、かえって読書量が減ったりする。

私は電車の中では努めて研究に無関係な書物を開くことにしている。文学作品が最も多いが、内容に教えられたり、気分転換になることが多い。研究室にいる時は専門書を開かざるを得ないので、出かける時はまず文庫本を忘れないようにしている。

小学校時代は漫画を読むことしか知らなかった。教科書以外に読むものといえば漫画本しかないと思っていたが、六年の頃に絵のない単行本を読んで、絵がなくとも文章によってその情景やその人物の考えや、感じ方がよく理解できるということを知って、驚きと喜びを感じたものだった。

中学に入ってからは図書室によく通い、山本有三の『路傍の石』や『真実一路』、あるいは夏目漱石の作品、芥川龍之介の作品など、本を読むことが一番の楽しみとなった。

わが家は中国から引き揚げて以来、農業をしていたので、小学校時代から農作業の手伝いは当然のことであった。学校から帰れば田畑の草取りや稲刈り、麦播きなどと年がら年中手伝いの割当ては絶えることがなかった。陽のあるうちに読書をして部屋にいようものなら母に大声でどなられた。「本なんか読んでいるヒマがあるなら草取りの手伝いをしろ」と。だから私は日曜日に雨が降ったりすると嬉しかったものである。雨の日は農作業の手伝いをしなくてもすむので、十分本を読むことができたのだ。

高校時代は読書と生物クラブで三年間を過してしまった。この頃、哲学の本、ハイネの詩集、モーパッサンなど外国のものが多かったが、中でも『モンテクリスト伯』は最も感銘を受けた。長編小説だが、読み始めてからは文庫本をいつも持ち歩いて夢中で読み切ってしまったように覚えている。ちょうどこの頃高校二年生で、虫垂切除のため入院したのだが、この入院の間に読んでしまおうと文庫本を五、六冊持ち込んでいった。しかし背中が痛くて、ゆっくり寝ながら本を読むことができずがっかりした。

私はこの『モンテクリスト伯』を読んだお陰で、現在の自分があるようにさえ思っている。内容については誰でも知っていよう。エドモンダンテスは無実の罪に陥れられて、小島の牢獄につながれてしまった。が、そのお陰で多くの知識と財産と忍耐を得ることができたのである。もしも彼がめでたく婚約者と結婚して小さな船の船長になっていたら、彼の一生は平凡で味気ないもので終ってしまったであろう。彼は牢獄という不幸のどん底に落されたお陰で、二度と得られない充実した一生を得たのである。

たとえ一度不幸のどん底に落ちようとも決して投げやりになったり、あきらめたりしてしまってはいけない。忍耐と希望を持ち続ければ決してどん底のまま終わることはない。いつかはきっと希望が叶えられるに違いないと教えられたように思う。

私は大学受験に失敗し、浪人中も新聞配達や牛乳配達のアルバイトをしながら、何度かこの『モンテクリスト伯』のことを思い出して挫折から立ち上ることができた。生きるということは楽なことではない。辛いこと、悲しいことの方が多い。だからこそ人の心に触れ、励まされ、嬉しい心を見出した時、明日への活力が与えられるのだと思う。

小説というものは作者の生き様を書いてあるのだと思う。ひとりの作者の本を何作か読んでみると、その作者の主張したいことがおのずと分かってくる。私は芥川龍之介の書いたものが好きで随分読んだ。高校時代のことである。龍之介の作品はどれも有名ではあるが、中でも私は『密柑』を読んだ時、人間らしい温かさを感じて龍之介の人柄を大変好ましく思ったものである。

その後、大学を出て何年かして新田次郎の作品に接し、そのほとんどを読み切った。きっかけは登山家を主人公にした『銀嶺の人』を読んだからである。彼の歴史小説もなかなかよいと思った。

私は龍之介の作品と新田次郎の作品には共通点があると思った。両者とも「人間はくだらないことばかりやって情けない」と感じている。

龍之介の作品の中で、作者の人柄を最もよく表わしていると思われる作品は『密柑』ではないかと思う。龍之介は人間というものに嫌気がさして、ある時、東北地方の山村へでもいって消えてしまおうと思い、列車に乗っていた。とある田舎の駅で、ガラ空きの列車に若い娘が乗り込んできた。粗末ななりに風呂敷包みをひとつかかえて、彼女は車輌の中頃の龍之介の座っている向いの座に席をとると、すぐに窓を開け始めた。龍之介はいやな気分がした。田舎にくれば少しは気分が安まるかもしれぬと思ってきたのに、この無思慮な小娘のためにまたもや、人間のイヤな面を見せつけられねばならないのか。

「何もこの寒い時に窓を開けなくともよさそうなものを――」。娘は龍之介の顔色など眼中になく、窓を一杯に開けると窓の外へ上体を乗り出している。ふと見ると線路際の道に子供らが三、四人手を振っている。どうやら彼女の弟や妹のようである。娘はその子供たちのところへ近づくと懐からみかんを取り出して、手を振る子らに向ってばらばらと放ったのだ。

それを見た龍之介は娘に対する嫌悪感が吹き飛んでいくのを感じた。彼女の行為の真実を知ったからである。たぶん彼女はこれから奉公人として遠くの町へでもいくのであろう。その辛い奉公のために別れていく姉を、あの弟や妹たちは見送りにきてくれたのだ。彼女は見送りにきてくれたかわいい弟妹に対して精一杯のお礼をしたくて、自分が食べずにとっておいたであろうみかんを放ってあげたのだ。彼女は列車に乗り込むや否や弟妹のよく見える席を真っしぐらに選んだのである。

彼女にとって最も大事なことは弟や妹たちにぜひにも、お礼のみかんを投げてやりたいということであった。それしか念頭になかった。

龍之介は娘の心情を愛しく思った。美しいと思った。人間はくだらないことばかりしている。しかし真実、心からの行為をした時、それは人の心を打つ。情けない、煩《わずら》わしい人間ではあるが、この心を知った時、人は許すことができる。――そう龍之介は思った。娘は弟や妹たちに精一杯のお礼ができて、満足そうな顔をして座っていた。龍之介は東京へ帰ろうと思った。

新田次郎の作品を、この『密柑』と対比して示しうるのは『落し穴』であろう。

ある山村に金を貯めこんだ男がいた。彼は何人もの人に金を貸していた。ある時、金を貸してやった者の家でごちそうを受けた。飲み食いして夜も遅くなって、泊っていけというのを断って帰ることにした。彼は近道をして山道を急いだ。そしてそのために狼の落し穴に落ちてしまったのだ。しかも、その穴には先に落ち込んだ狼が隅の方で唸り声を出していた。男は愕然としたが、気力を振りしぼって狼の目を睨みつけた。目を逸らせたら狼に飛びかかられて命を落すことになるに違いない。男はキバをむいて唸っている狼を睨みつけながら、金を貸した奴らがもてなしてくれたのは、わざと狼の穴に落ち込めばよいと思って、夜遅くまで引き止めたに違いないと思った。男はみやげに持たされた料理を狼に投げつけた。狼はそれをガツガツと食べながら唸り声を発していた。

酔いも醒《さ》めて穴の中の男は寒くなってきた。尿意を我慢できなくなって狼を睨みつけたまま垂れ流しにした。暗闇の中で寒さにガタガタ震えながら必死で狼を睨みつけていた。金を貸してやった何人もの人たちのことを思った。自分が死んでしまったら、あいつらは喜ぶことだろうと考えると腸《はらわた》が煮えくり返った。男は自分のひとり娘のことを思った。妻のことはどうでもよかったが、まだ年のいかない娘のことは大事に思っていた。もし、自分がここで狼に咬み殺されてしまったらどうなるだろうか、と心配した。

男はケチで自分以外には金に触れさせもしなかった。貯め込んだ金は誰にも知られぬように土蔵の壁の中へ隠してある。男は何とか娘のために、その金のあることを妻に知らせたかった。男は狼を必死で睨みつけながら、穴の壁に「くら、かべ、かね」とやっとの思いで書いた。男は狼と睨み合いながら、自分の運命を嘆き、金を貸してやった奴らを恨み、村の人たちを罵った。寒さと恐怖で気を失ないそうになりながらも辛うじて狼と睨み合っていた。

夜明け近く、村の人たちの声がして、男は狼の落し穴の中にいるのを見つけられた。男はやれ嬉しや助かったと思った。そして穴の中に降ろしてくれたはしごに手をかけて登ろうとした時、男は「くら、かべ、かね」と穴の壁に書いたことを思い出した。これを読まれては金の隠し場所が他人に知れてしまう。男はこれを消さねばとふと思い、狼から目を反らして穴の壁を見た。その一瞬、狼はぱっと跳びかかって、男の首にかぶりついていた。

龍之介も新田次郎も人間は性悪な者、煩わしいものであって、そんなにエラソウなことをいえた者ではないといっている。しかし、龍之介はそんなくだらない人間であっても、たまに心のこもったいいことをする。計算せずに心から素直に出た愛情のこもった行為というものは人の心を打つし、美しいものである。これがあるから煩わしい人間社会にいることができるし、人を愛することもできるのだ。人間なんてそれでいいのだ。そんな情けない人だから、たまに心を打つことをする人だから、私は人を愛するのだ、といっているように思える。

一方、新田次郎の顚末は浅はかな人間がそれ見ろ、最後にやっぱり性悪のために命まで落すはめになったではないか。まったく人間なんてこんなものさ、と結んでいるように思える。

龍之介は情感の作品、新田次郎は科学者の作品であるといえるのではなかろうか。私は二人とも好きな作家であるが、私の心にうまく溶け込むのは龍之介の作品の方であるようだ。

小説ばかりでなく、私は詩を読むのも大変好きである。高校時代、ハイネやゲーテの詩を暗記するほど読んだものである。私自身もいくらか詩をつくるが、詩は主観的なものであると思う。自分の独り言のようなものである。たまたま、その独り言が他の多くの人の心に響いた時、その詩が有名になるのだ。

詩は心の吐息、心の脈動のようなものだ。その人の、その時の心の動きそのものであると思う。詩は個人のもの、その人のものであるから詩人という。作家や画家や音楽家のように詩家とはいわない。人の詩を読んで心に感じるのは、ちょうど心の脈動がその詩と合ったからである。これは嬉しい感情を湧かせてくれる。人を知った嬉しさである。

先頃、坂村真民さんの詩を紹介された。ありふれた言葉で、素直な詩である。私の心を素直に感動させた。そしてこの詩に感動して、私に読んでみてくださいといった人の心も分かったようで嬉しかった。詩を通して人の心を知る悦びである。

書いたものを読むことは脳を働かせる。心を働かせることでもある。これは高度な精神的作業であり、また読んだものに感動することは嬉しいことである。もっともっと私は小説も詩もたくさん読んで、心を振動させ熱くしたいと思っている。

●聴く

私はクラシック音楽を聴くのが好きで、昔の大盤のレコードを何枚も持っている。録音したカセットテープも何十巻とある。もう十年以上も前のことになるが、一時期、ＦＭ放送のクラシック音楽を夢中になって録音したことがあった。『週間ＦＭ案内』を買ってきて、事前に演奏時間を調べて、待ち構えて録音した。

録音したテープを見るとモーツアルトやベートーベン、ショパンなどが最も多い。モーツアルトの交響曲などは全曲をレコードで持っている。いずれも歌詞のない器楽曲であるが、どの曲もみな心に語りかけてくるものを持っている。

二、三年前オーストリアに出かける機会があった。モーツアルトの生家であるザルツブルグに一度はいってみたいと思っていたので、テープレコーダーに「Eine kleine Nacht Musik（小夜曲）」、「交響曲第四十一番」などのテープを持参していった。ウィーンから三時間余り列車に乗って山間の町、ザルツブルグにモーツアルトの生家を訪ねた。街中を歩くとそれほど遠くない路地裏のようなところにあって、たくさんの観光客が訪ねてきていた。モーツアルト一家の生活していた部屋を、説明を見ながら歩き回った。私はこの時「Eine

Kleine Nack Musik」のテープを聴きながら見て回った。モーツアルトの弾いたというピアノは小さな古ぼけたものだった。

しかし、私の耳にはモーツアルトの弾いているピアノの音が聴こえるような気がした。当時のモーツアルトの声が聞こえるような気さえした。ザルツブルグ城や市街の石畳の道なども歩いて回ったが、モーツアルトの曲を聴きながら歩くことは、その街を大変身近なものに感じさせてくれた。モーツアルト自身が語りかけてくれているように思いながら歩いて回った。

私は仕事の合間やひとり静かに過ごす時、クラシック音楽を聴くことが多い。言葉のない器楽曲は自分の感覚で聴くことができる。言葉によって意味を限定されないので、自分なりの感情に浸ることができる。つまり、音楽と語り合うことができるのである。

徹夜の実験で疲れたり、研究に疑問を感じたりした時、くり返し聴いた「運命」によって力づけられたこともある。聴くことは即ち語り合うことである。言葉のない音楽と心の会話をすることである。世界の共通語で会話することであると思う。その音楽という共通語によって、私は世界の人々と語り、慰められ、励まされ、あるいは愉快に過すことを教えられた。

夏から秋にかけてのわが家の庭や道端の草叢の中では、いろいろな虫たちの鳴き声が響いている。虫の音もいい。ヒトの声のように強制する意味を持たないからいい。無心に精一杯鳴き、楽しんでいるかのように思える。何ともいえぬ季節感があるのがいい。もっとも虫たちにとっては、生きるための精一杯の行動をしているのかも知れないが……。

日本人は虫の声を音楽のように聴くことができるが、西洋人には雑音としか聴こえないといわれている。それなのに有名な音楽家は西洋人に多い。微妙な音の感覚が分からない耳でも名曲がつくれるとすると、日本人はもっと繊細な音楽をつくることができ、感じることができるはずだ。ほんとうは世界一の音楽家がいるに違いない。

音は低音から高音まで内耳の蝸牛のそれぞれの部域で感受され、複雑に混じり合った音を側頭葉の聴覚領に伝え、判断している。そして、ヒトの言葉は感覚性言語中枢で意味が解読されるわけで、右利き、左利きに関わらず、脳の左半球で言葉としての音を判断する。

一方、音楽は右半球で聴き取られるという。日本人は虫の音も右半球で聞いているのだろう。西洋人は反対に左半球で聞いているため、ただの雑音としか聞えていないのだ。音には高い音、低い音があるが、蝸牛は入口で高い音に反応し、二巻半する一番奥で低い音を感受する。この音の高低の幅は一六～二万ヘルツ（Hz）である。これよりも低い音（低周波）もこれ以上の高い音（超音波）もヒトの耳では聴きとれない。ゾウなどはもっとずっと低音で連絡し合っているという。低音は遠くまで伝わるので五キロも六キロも離れた場所の間で会話しているという。

他方、コウモリなどは十万ヘルツもの超音波を聴き分けることができるといわれている。ヒトは老化とともに聴力も低下するが、一般に高音域から障害を受けやすい。だから老人は地獄耳といわれるのである。つまり、内緒話は低い声でやるが、低い音は遠くまで伝わりやすいし、耳の遠い人は低音の方がよく聞えるからである。

山に登ると自然のいろいろな音が聞える。谷川の音にも様々な音がある。風にもいろんな風がある。重い荷を背負って登る時は、少しずつ遠くなる谷川の音が山の高さを実感させてくれる。岩の間を流れ出てくる清水の音は、五臓六腑に染み込む響きがある。登るにつれて木々の種類も変えるが、それに伴って木の葉の音も変わる。木にはそれぞれ異なる言葉があるようだ。草にもお花畑の花のひとつ一つにもみな、それぞれの音がある。

山道を歩けばそれらの音がみな語りかけてくる。歯を食いしばって黙って一歩一歩登る時こそ、全身で回りの木や草や岩と会話している。小鳥のヒナのかぼそい声さえ聞える。登山道の際の岩の隙間にいるヒナの声を聞いて、エサをねだるその大きな口を見て、それまでの疲れも吹き飛んでしまったこともある。

山を歩く時は草木も動物もヒトも、みんな同等に自然の一員でしかない。同行の人と会話はできなくとも息づかいや足運びの音で十分気持ちが伝わってくる。辛い時、頑張っている時、お互いの心は通じ合っている。

頂上に登るワンピッチは全力で登る。その山の尊厳を守り、対等の立場で登ることにしている。力を出し切って頂上に立つ。その山を愛するゆえである。辛い登りでは岩々の声が聞える。励ましの声もある。叱咤する声もある。その声に答えながら対等に立って登るのだ。頂上に立てば、頂上の音が聴える。

下山の際の回りの音もまた、様々な音がある。それまでの登り道のこと、最後の頂上へ向うワンピッチの登りのこと、頂上に立った時のこと、それらの様々な音を思い出すとともに、谷を流れる水の音、木の葉の音を改めて違った思いで聞く。

麓の林の中を歩けば森林浴となり、木々の声とともに彼らの免疫物質ともいえるフィトンチッドを全身に浴びることができて、それまでの疲れもどこかに消し去られてしまうようだ。

フィトンチッドは針葉樹に多く、免疫物質とも、共同防御の情報物質ともいわれている。木の言葉であるともいえそうだ。森の木は様々の音を持っている。虫の声も鳥やけものの声も木々の間から聞えてくる。木の幹に耳を寄せれば、樹液の流れる音、木の芽の伸びる音も聞えてくる。

晩秋の奥多摩辺りの林を歩けば登山道には落葉が重なっている。かさこそ、かさこそ、落葉を踏んでひとり歩けば、木も草も動物もみな融合してひとつになった感覚がする。自分も落葉と同じになり、一本の木のようにも思え、一匹のけものとなって歩いている姿にも思えてくる。かさこそ、かさこそ、落葉を踏みしめて歩けば、ふと誰かの足音がついてくるようで、立ち止まって耳を澄ます。落ち葉の吹きだまりの上に体を投げ出して、木々の枝を通して青い空を見上げれば、地球の囁きが聞えてくるようだ。

山歩きの好きな私は、山の自然に親しみ、山の音を聞き、地球と語り合う。そのひと時が一番の幸せである。山の声が聞こえ、山の自然と一体となれた時こそ、その登山は最良のものとなり、その山は自分のものとなるように思える。その時は山も自分もひとつとなって、大自然の交響曲を奏でているような喜びの中にある。

第2部　地球の背骨

1　ヒマラヤを歩く（その一）

●科学研究費でヒマラヤへ

昨年、「チベット・ネパール高所山岳地域住民における医学・衛生疫学的調査研究」の一員として、ネパール王国を訪問し、ヒマラヤを歩く機会を得た。一度はエベレストの見えるヒマラヤを歩いてみたいと思っていたが、その念願がかなえられたわけである。

研究のタイトルは長々しくて意味が漠然としているが、研究の目的のひとつは高所住民の疾病の実態を調べようというものである。チベット・ネパールの高地住民は、依然として感染性の疾病、特に肺結核が多いが、これらの慢性感染症が気圧が低く、酸素の少ない環境で現わす特殊な病態を調査することにある。

もうひとつは、四千メートルもの高地に生活する住民は、何百年もの間、世代を重ねて生き続けてきたわけであるから、その理由を探ろうということである。高所に適応して健康で生きているからには、何らかの生理的、形態的変化が身体に生じている可能性がある。あるいは遺伝子の変移があるかも知れない。

いずれにしても高地に生活している民族の身体の変化を知ることは、医学的に役立つはずである。特に長期にわたる低酸素によると考えられる慢性高山病などは、近い将来現実となるであろう日本の高齢化社会の各種疾病の参考になるに違いない。老人の肺の機能は当然低下するが、これは低圧・低酸素の高地にいるのと同じであるともいえる。

また、人が死ぬ時も肺の働きが弱まり、呼吸が止まるわけであるから、低圧・低酸素による諸臓器の変化を知っておくことは大変有用であるに違いない。

このような身体的変化を実験的に行なうことは動物実験にしても人体実験にしても、いずれも短期間の実験しかできないことは明らかである。ところが、チベット・ヒマラヤの高地住民はすでに何世代もの長い間、低酸素条件の中で生活してきた人たちだから、実験で得られない種々の知識を提供してくれるであろうというわけで科学研究費を申請し、調査費を得たのである。研究班は千葉大学医学部の呼吸器内科、病理学、生理学、衛生学を中心とした十七名と解剖学から河野（著者）が参加した。

●空からヒマラヤへ

一九九三年十一月二十九日、バンコックからネパールへ向かう飛行機の窓に、エベレストを始め八千メートル級の峰々が連なって見えた時には、その峰々の多さに興奮して見とれた。

三十日、一千三百五十メートルのカトマンズから高所での研究調査のために、四千メートルのヒマラヤ、ナムチェ地方に向かう。まず、チャーターしたヘリコプターで一度ルクラ（三千メートル）まで飛ぶ。そこからさらにヘリコプターを乗り継いでペリチェ（四千二百メートル）まで飛んで、高山医学診療所で調査するのが今回の目的である。

私は高所の動物を入手する目的と歩きたいこともあって、ルクラからひとり別行動をとることにした。そこから歩いて目的地まで登ろうというわけである。カトマンズ飛行場からルクラまで約五十分。スモッグの市街を離れて、山あり谷ありを下に眺め、次第にヒマラヤ連峰の山並に向かって飛ぶと白い峰々がようやく大きくなった頃、ルクラの飛行場に着いた。ルクラの飛行場は百五十メートルほどの山の斜面にある砂利道の滑走路で、軽飛行機が砂ぼこりを巻き上げて着陸する。飛行場といっても道路のような滑走路と飛行機が旋回できる広場があるだけで、ターミナルビルなどといった建物はどこにもない。周辺に山小屋のようなものが何軒か建っているだけだ。広場の周辺には、これから乗る人たちが何人も待ち受けて立っていた。

私ひとりはヘリコプターを降りて荷物を受け取り、待っているはずのシェルパを探していた。私を降ろしたヘリコプターは今までの荷重量を半分にして、二機に分乗して次々と飛び立っていった。後から着陸した飛行機は人の乗り降りがすむと小石を飛ばしながら旋回して、それからまた人々を乗せて飛び立っていった。短い滑走路をダンプカーのように砂煙を上げて滑走していったが、滑走路の端から軽飛行機は一度谷へヒューーと落下して、それから浮力を得て飛び上がっていった。

私はシェルパに近くの山小屋に案内され、食事をとりながら、これから先の行程を聞く。山案内人のことをシェルパというが、シェルパというのは高地民族のひとつで、ほとんどがシェルパ民族の出身者であるところから、シェルパは山案内人の代名詞のようにいわれてしまったのだという。

●ルクラからナムチェへ

私を案内してくれるシェルパの名はアンニマ。荷物はポーターが運んでくれる。私はカメラと水などのわずかの荷物を持つだけで、ほとんど空身同然である。日本のアルプスを歩く時には二十五キロ以上のザックをかついで縦走することが普通だったので、ヒマラヤの山歩きは実に楽で仕方がない。ドウドーコシの登りの道は実に快適な山歩きであった。

この時期のヒマラヤ地方は乾期であるため山道は乾き切っている。歩けば砂ぼこりが舞い上がり、前を歩く人のまき上げた砂ぼこりを吸い込んでしまうほどだ。登山道は多くの人たちが行き来する。そこは生活道路でもある。ゾッキョとよばれる役牛の背に大荷物を背負わせて歩く人、大きな荷物を額にヒモをかけて背負う人、あるいはまた長い材木を額にヒモをかけて背負い、ゆっくり、ゆっくり登っていく人など様々な人たちが行き交う山道である。

ゾッキョというのは高山に生息するヤクと低地に普通に飼われているウシとの雑種で、低地から高山地帯まで行き来できる役牛のことである。これが山道に糞をするので乾いた砂ぼこりの中には、この糞尿も含まれているわけである。山岳民族たちもまた多くのトレッカーもみな、この砂ぼこりと糞の中を歩く。

一日目の宿は三時間半ほど歩いたチョモアというところのロッジ。泊まり客は自分たちだけ。ロッジの近くを歩いてみると、小さな家が十軒近く散在している。ほとんどの家が石づくりである。ロッジだけは木づくりであった。山あいの上にコンピラ山（シェルパの発音はクンビェラと聞こえる）が見える。夕陽を受けて大きくそびえて見えている。コンピラ山とは日本での「琴平」と同じだとのことだ。宿は当然個室、小さなベッドの上に寝袋にくるまって寝る。夜は冷えると聞いていたがそれほどでもなく、ぐっすり眠ることができた。

朝は比較的ゆっくりで、朝食をとり、昨日と同じような山道をほこりをかぶりながら、それでも興味深く、楽しく歩いた。昨日よりも登りがきついが、白い峰が見えるたびに新たな感動を呼びおこされて、疲れなどひとつも感じなかった。途中深い谷を渡る吊橋を何度か渡ったが、吊橋はヒトばかりでなくヤクやゾッキョも渡る。

ヤクの雄は八百キロ以上もあるというが、隊を組んで一度に五頭も六頭も続いて渡ることができるほど吊橋は頑丈である。橋を渡る時は動物の方が優先で、さっさと渡ってくる。五、六頭の隊列でもひとりの牛追いしかいない。牛とヒトが協調して生活しているのだ。途中、タキギを採取している人たちにも会ったが、決して生木は折らない。枯れた枝を選んで採取している。動物もヒトも木々も協調して生活しているのだ。

途中ジョルサーレの茶店でエベレスト頂上が見えた。遠く、小さく見えただけだが、何やら嬉しくなってきた。今日も足は快適で、二時頃にはナムチェの大きな集落に着いてしまった。ここはナムチェバザール（市場）として有名なところである。通りをはさんでロッジや商店（土産物屋）などが軒を連ねてぎっちり並んでいて、小さな街のようだ。約三百人がここに住んでいて、そのうちの二百人がシェルパ民族であるという。

早速街中を歩いてみる。立派なロッジがたくさんある。一応郵便局も銀行もある。街角では民芸品を並べている女の人もいる。ヒマラヤにきて最も街らしいにぎやかな集落で活気がある。テント場も広く整備されている。集落の真ん中を北から南へ清水が流れている。ポリタンクをかついで次々と水汲みに集まってくる。

西の尾根の中腹に大きなマニ石と寺院が見えたので登ってみる。大きな自然石に観音様のような絵が色彩も鮮やかに描かれている。この懸崖仏のある高台からは集落を一望することができた。ナムチェの村はちょうど摺鉢の底のような地形にあり、南側だけが谷に向かって開いている。

家々は狭い擂鉢《すりばち》の底に軒を並べて建っている。尾根の中腹の斜面に石垣で囲ったところがある。聞いてみるとヤクや羊や山羊などの動物が入って、木の芽を食べてしまわないように保護してあるのだという。

反対側の東の尾根に登ってみるとヒマラヤ博物館があり、ヒマラヤの自然や歴史が展示されていた。また近くに自然公園管理事務所があって、入園許可印を押してくれた。博物館周辺からは、タウチェ、アマダブラム、タムセルク、クスムカングルといった六千〜七千メートルの山々が大きく連なっており、そのずっと遠く北の方向にエベレスト、ローツェ、ヌプツェの最高峰が重なって見えた。地球の最高峰エベレストをようやく肉眼で確かめることができて感無量であった。エベレストに向かってドウドーコシの山道が山腹をぬってずっと続いているのが見渡せる。二日後にはそこを歩いて、さらにエベレストに近づくことになるわけである。

●天と地のはざまに立つ

私は岩の上に立って、夕陽を受けて刻々と変わりゆく山々の姿を日が暮れるまでながめていた。

天地のはざま
最も天に近い村に座って
真白な峰を見つめる
天に突き出た峰は
神神しいまでに白く輝やき
神の存在をも思わせる。

天に最も近い村、ナムチェにあって
すでに日が陰り
夕暮れを迎えようとする。
村を見渡す岩に座して

まだ白々と輝やくタムセルク山を
見つめている自分。
ひとりここにあることを
うれしく思う。

翌朝早く起きて、再度博物館側の尾根に登り、日の出を待つ。乾いた土に霜が降りていた。エベレストに朝日が当たり、昨日の夕景とは違った峰々の姿を見せていた。

朝食をとった後、エベレストビューホテルまで登って行きたいというと、アンニマも一緒にいきましょうという。擂鉢の底のようなナムチェから北の斜面を登る。振り返って見ると昨日と同じようにナムチェの家並が重なって見える。三十分も登ったところに広い滑走路があった。ここはシャンボチェで、エベレストビューホテルのためにつくられた滑走路であるという。長さは約四百メートル位であった。

滑走路を横切って少し登ると高原状ののどかな景色になる。その向こうに見える建物がエベレストビューホテルであった。そしてそのホテルの上方、ずっと向こうにエベレストの峰が見えていた。ホテルのすぐ後ろ左手にはコンピラ山、右手の方にはアマダブラムがそびえていた。エベレストビューホテルに入って、テラスから真正面にエベレストを眺める。三千九百メートルのコーヒーを飲みながら、まさにエベレストビューである。

ひと休みした後、ホテルの裏を左に下ってコンピラ山の方に回る。コンピラ山の麓、南側の台地にはナムチェよりも大きな村がある。この辺りのクンブー谷で最も大きな集落、クムジュンだ。住民は約四百人とのこと。学校があって、生徒たちが勉強していた。アンニマの卒業した中学校を訪ね、それからマニ寺の山門をくぐって、ひと回りしてナムチェに帰り着いた。三時間ばかり歩いて、ちょうどよい足ならしになった。

アンニマのロッジ（カラパタールロッジ）に二泊している間は、彼の家族と一緒に台所兼居間で食事をした。真ん中に暖炉のようにカマドがあって、料理はすべてそこでつくる。食器は金属製が多いが、コップ類はガラスや瀬戸物である。ピラフやトマトスープ、ゆでたジャガイモなどの簡単な料理が中心であるが、私は何でも食べた。夕食後には民族楽器を奏で、歌や踊りも出て楽しく過ごしていた。

●ドウドーコシからタンボチエへ

四日目はドウドーコシの道を登る。ポーターが代わって、アンニマのロッジに働いていた十二歳の男の子が担当することになった。身長百四十センチ位の体に大きな荷物をかついでもらって、大の男の私はナップザックひとつの身軽な姿である。行き合ったヨーロッパからのトレッカーには「オー、ビッグポーター」とからかわれる。

快晴の山道、間近にアマダブラムやタウチエ、遠く正面にはエベレストやローツエを見ながら快適に歩く。途中、サーナサでペリチエから下ってきた栗山教授、三方教授らと会い昼食をともにする。久しぶりの日本的食事であった。食後また、登りと下りに別れてタンボチエへと向かう。二日後には合流してヤクを入手、解剖する手筈を確認した。

タンボチェは大きな寺院が新しく建てられて、周辺はキャンプ地として広い台地であった。到着は午後二時過ぎ、まだ陽が高い。ふと見ると間近に山がひとつあって山頂まで見えている。途中の肩尾根にはお経を書いた白い布片もヒラヒラと見え、人が登れる山だと分かる。アンニマに「ちょっと途中まで登ってみるから」とカメラひとつ肩にかけて登る。

肩のようなピークには、お経を書いた白い布切れがはためいて、ここまでは信仰登山が行われていることが分かる。比較的楽に登ってきてしまった。このピークからはエベレストがかなり大きく見えて、ヒマラヤの真ん真ん中という気がする。間近には真っ白なアマダブラムがそびえている。時間を見るとまだ三時四十五分。ついでにもう少し頂上まで近づいてみようと山頂目指して登る。

●黄金に輝くヒマラヤ

登るにつれて踏み跡がだんだん見えにくくなってきて、ヒトがあまり歩いていないことが分かる。それでも踏み跡を探して登っていると突然ブロッケンが現れた。ヒマラヤに一度きてブロッケンに会えるとは幸運だ。踏み跡はますます乏しくなってきたが、遠くにあるエベレストを眺めながらぐんぐん登る。タンボチェの赤い寺院が随分小さくなってきた。四時半頃には太陽が山の陰に入ってしまうので、その時間までに登れるだけ登ってみようと決めて、帰路のために目印をつけたりしながら登る。

岩陰には氷が冷たく輝き、今年降った雪が積もっているところもある。タンボチエの寺院が小さくなって、すっかり日陰に入ってしまった頃、四時半にもなったので、もうそろそろ下山しなければと考えながら、ふと上を見ると頂上はすぐそこであった。陽《ひ》は山の陰に入ってしまったので、頂上に立つ間もなく急いで下山を始めた。

下山路を確認しながら急いで降りていると、何と夕陽に照らされたエベレストがオレンジ色に輝いている。あまりの美しさに息をのんでしばらく見とれていた。しかし夕暮れはどんどん濃くなってくるので、ゆっくりはできない。振り返り、振り返り下るにつれて、エベレストは少しずつ姿を変えている。まるで黄金の山のようにも見え、感動しながら下山を急いだ。足元はすっかり夕闇に閉ざされてしまったが、夕陽とともに消えていくエベレストの刻々と変わる姿を心ゆくまで眺めながら、無事ロッジに帰り着いた。すでに五時半にもなり、真っ暗であった。

ロッジではアンニマが遅い帰りを待っていた。「あそこに見えたピークは何という山か」と聞いたところ、「ラムガン山と呼んでいるそうです」とロッジの主人に確かめてくれた。「その頂上まで登ってきた」といったら、アンニマの顔はひどくびっくりしたような、こわばったような表情になって、少し気分を害したように見えた。

翌日は私の計画した登山コースを一日で歩いてしまおうという約束であったので、「明日はハードスケジュールで大変だから、早く寝るように」と注意されてしまった。寝袋に入って考えてみると、無断で単独登山してしまったことが無茶であったと反省させられた。無事に下山できたからよかったものの、もしも事故でもおこしていたら自分が困ることより、案内人として責任を負っているアンニマは当然責任を問われることになったし、研究グループの責任者始め同行した人たちにも迷惑をかけることになってしまったであろう。アンニマの顔がこわばったのも無理のないことであった。

●クムジュンまでの山道

五日目の朝は少し早めに出発、タンボチェからやや登って、パンボチェのラマ教の寺院を参拝する。古い寺院で、内側の壁には色彩画が一面に描かれている。権威のある最高寺院であるとのことであった。さらに先へ登ればペリチェに至るわけであるが、そこで引き返して道を変え、コーナルまで登る。この辺りはほとんど人と出会わない。山の畑に向かう農夫婦と一緒に歩いたが、カゴを背負って身軽に歩く。殊に女の人は手に糸操りのようなものを持って、紡ぎながら歩いている。コーナルは四千二百メートル位で、人の住んでいる最も奥の場所だという。ここよりも上には民家がないと説明していた。

そこはちょうどコンピラ山の裏側に当たるところで、畑が少しあるだけで見えるのはただ山と谷ばかりである。そこでまた引き返してポルチェの集落を通り抜け、谷川まで一気に下る。谷川を渡った先に山小屋があって、そこで昼食をとる。ここは最も低い場所で三千四百メートル位だとのこと。小一時間休んでから、今度は登り道、三千九百メートルのモン峠までひたすら登る。野生のカモシカの群れが岩場にいたり、道にヤクが寝ていたりする。ヤクはヒトが歩いてくるのを見ると、その前にやっこらせと起き上って道を開けてくれる。
モン峠の茶屋からは、谷の向こうに今朝出発したタンボチェの赤い寺院が小さく見える。その上には相変わらずアマダブラムが美しい。ここで長い休憩をとる。アンニマがここから歩く先の道を見渡しながら、「ここから先は下りの道で三時間余りだから、もうひと安心だ。」という。そして「こんなハードなスケジュールはもう二度とあるまい」とも付け足して言った。

宿のあるクムジュンまではゆるやかな下りの道であったが、時には急な階段状の下山道があったりして、本当にヤクが登り降りできるのかと疑いたくなるほどの急なところもあった。ともかく一日歩き詰めで歩いて、無事サガルマータロッジに到着した。アンニマには長い道程を付き合わせてしまったので「疲れたか」と聞いたら、正直に「大変疲れた」と言っていた。昨日といい、今日といいヒマラヤ登山を二倍楽しんだような二日間であった。

●ヤクの屠殺

六日目は朝からヤクの屠殺の依頼と準備のため、アンニマと歩き回った。別コースをたどった人たちも昼には全員集まった。民家の小屋の中でヤクを屠殺してくれることになったので、栗山教授、三方教授とともに肺の摘出と固定の用意をすすめていた。雌のヤクが小屋に引き入れられて、しばらくしてもうそろそろ屠殺する頃だろうと入ってみたら、ヤクはすでに殺されて横たわっていた。音も立てずに屠殺されてしまったのだ。

見ると両側の腋窩付近に小さな刺し傷がある。つまり両側の気胸をおこさせて、窒塞させられてしまったのである。まず皮をはぎ、それから腹部を開け、血液をもらさず、臓器を取り出してゆく。血液は大切で、チーズなどにされるのだという。心臓と肺をもらい、残りはすべて彼らに提供してしまった。

その夜の宿はエベレストビューホテルという日本人の経営する最高級のホテルであった。バケツ一杯のお湯が配られ、シャワー代わりに体を洗った。夕食は日本食風、食後は民族楽器でネワール族の祈りの歌を歌ってくれた。エベレストビューホテルまで行動をともにしてくれたアンニマには、二倍の山歩きをさせてしまったお礼に、着ていた羽毛服をプレゼントした。彼のその時の嬉しそうな笑顔は忘れられない。

●モルゲンロートのエベレスト

七日目は下山の日である。早朝、ホテルの窓から正面のエベレストを見ると、朝日に紅く輝いていた。ヒマラヤ最後の日にモルゲンロートのエベレストを見せてもらうことができた。カトマンズまでの下山は軽飛行機である。すぐ近くのシャンボチェ飛行場から発つ予定で待ったが、いくら待っても飛行機はやってこない。カトマンズのスモッグがひどくて、有視界飛行ができないからだという。待つこと三時間余り、今日はだめかも知れないと思っていたら、無事迎えの飛行機がやってきた。帰路は軽飛行機からのエベレスト連峰の眺めを楽しみながら、ヒマラヤに別れを告げ、約五十分でカトマンズに無事到着した。こうしてヒマラヤ調査登山を、まずは終了することができた。

それからの一週間はカトマンズ市内の観光とトリバン大学病院、カンチ小児病院、パタン病院などでの調査を行ない精力的に動き回った。今回のヒマラヤ調査旅行は山にいきたいという気持ちと研究とが半々の山行きであった。ヒマラヤへの憧れを持ち続けてきたものが実現したが、さらにまたひとつ位登頂したいという同行仲間の話も出て、三方教授を隊長にやろうじゃないかとまとまりつつある。研究と登山とが両立できたらこんなに幸せなことはない。またひとつ夢ができたようである。

2　ヒマラヤを歩く（その二）

●二度目のヒマラヤ

二度目の調査は一九九四年十一月十八日に出かけた。今回は翌朝すぐにソ連製大型ヘリコプターでシャンボチェ（三千八百メートル）へ飛ぶ。このヘリはもともと軍事用輸送機としてつくられていたものなので、機内中央は荷物を置く場所となっている。ヒトは窓側に備え付けてある補助イスのような簡単なイスに座る。定員は二十八名である。エンジン音がうるさいので耳栓を配り、アメ玉をくれた。

カトマンズを飛び立てば、後は早い。小さな窓からヒマラヤの山々をのぞいているうちに、五十分余りの飛行時間でシャンボチェの飛行場に到着した。下山グループの待っている中へ降りる。すぐに荷物を積みかえて、下山者を乗せ、ヘリは飛び去っていった。

シャンボチェからエベレストビューホテルまでは、やや登りの道。眼前にタムセルク、アマダブラム、クスムカングル、コンデリなど見慣れた白い山々が広がっている。ここはのどかな散歩道といったところだ。クンビェラの黒い岩肌が間近にそびえて見えると間もなくエベレストビューホテル（三千九百五十メートル）に着く。ホテルからエベレスト方面をながめると、ローツェは見えるのにエベレストだけは雲の中だった。

すでにお願いしておいたヤクの入手はクムジュンで可能だとのこと。手配をしてくれたシェルパのテンバ・テンジンさんに案内されて確認にいく。同時にヤクを屠殺してくれる人に依頼をする。テンジンさんが頼んでもなかなかウンとはいわない。十五分以上も話し合っていたが、やっと承諾してくれて、千ルピー（約二千円）でやってくれることになった。ヤク一頭の値段は七千七百ルピーであった。屠殺は明朝九時からと約束してひと安心。

エベレストビューホテルまでのんびりと歩く。クムジュンは三千七百メートル位だから二百五十メートルほどの登りだ。だいぶ日が傾いて、夕日を正面から受けたアマダブラムやタムセルクなどの山々が白く輝いて、大きくそびえて見える。そばにはヤクの群れがのんびりと草を食《は》んでいる。明日はいい天気と確信する。

ヒマラヤに入って二日目、ヤクの屠殺をする日である。八時半頃ホテルを出て、クムジュンのテンバ・テンジンさんの家へいく。お茶を飲んで、屠殺してくれる人のくるのを待つ。約束の時間よりも一時間以上も遅れてくる。薄暗い小屋の中で、ヤクの足をロープで次々としばって、部屋の隅の柱に前足、後足それぞれ別に掛けて引く。ヤクは足を前後にすくわれるので当然倒れる。ロープでしっかりと動けないように固定して、それから右腋窩に近い部位から心臓に向けて、細身の短刀を刺した。そして刃先をぐりっと回すようにした。ヤクはそれまでひと声も立てず、されるがままになっていたが、心臓をひと突きされて大きく息を吸い、フウー、フウーと二、三度うめくと静かに息絶えてしまった。

六百キロ以上もある大きな体のヤクにしては、実に静かなあっけない死に方であった。昨年の屠殺の仕方とは少し異なるが、いずれも声も立てずに死んでいったのである。

ヤクの皮はぎ、内臓の摘出をした後、増山先生と二人で、肺と心臓の構造を調べ、写真撮影もして、肉眼的な検索を終了したのは午後二時近かった。今回の目的のひとつはヤクの肺を入手することであったので、これで半分成果を上げることができて、まずはほっとした。テンバ・テンジンさんにはお礼を申し上げ、ヤクの皮も肉もすべて差し上げた。

●ヒマラヤのトイレ

ヒマラヤ地方のトイレについて触れておきたい。トイレは各戸の建物内にあるわけではなく、共同便所として、所々につくられてある。日本の山小屋にあるトイレと同様のものが多いが、きれいである。板敷きの床にただ穴があいているだけのものであるが、たいてい草箒がおいてある。粗相をしたら、これで掃除しろということかもしれない。私が感心したのはやや大きめの建物（三畳位）のトイレでは、小部屋の回りに枯葉をいっぱい積んであって、トイレとは思えないものがあった。落し口をのぞくと木の葉ばかりしか見えないし、トイレ臭がまったくなくて、葉っぱの香りばかりで、実に清潔感に満ちたトイレであった。用を足した後、私も枯葉をふりかけて、何も見えなくして出てきた。たぶん、枯葉と混った人糞はいずれ下からかき出されて、畑の肥料にされるのであろう。

トイレで思うことは、ティッシュペーパーの使用はよくないということだ。トイレットペーパーは水に濡れれば間もなく分解してしまうが、ティッシュペーパーはいつまでも溶けないで残っているので、汚ならしく見える。登山道のそばの草の間や木の枝などにこのティッシュペーパーが白くヒラヒラ見えると実に不快な気分になる。日本の山でもあちこちにこの白い紙片が散らかっていて、何とも見苦しく感じていたが、殊にヒマラヤでは見るに耐えない。現地の人たちはティッシュペーパーなど持っていないのだから、日本人が散らかしたに違いないと思うと、何とも恥かしい。ヒマラヤトレッキングにはトイレットペーパーを携帯するよう勧めたい。

●マニ石の道

三日目はペリチェの診療所へ向かって出発する。今朝は雲ひとつない快晴。ホテルから見るエベレストはくっきりと見えるが、何かもの足りない気がするほどだ。エベレストは大きいのだろうが、ここから見るとローツェは山頂が尖っていて峻険に見え、最も立派に思える。ローツェはエベレストとそれほど高さが変らないのに、隣に最高峰が並んでいるために軽んじられて気の毒な気がする。もっと離れていたら実に立派で堂々としていたに違いない。

今日はペリチェへ移動する予定で出かける。増山先生の体調次第でタンボチェかパンボチェに泊ることにしようと出発する。ホテルの従業員のひとり、シェルパ（名前はリンジ）が同行してくれることになった。ドウドーコシのこの道は前回も歩いた道なので、様子はだいたい分かっている。一度プンキタンカ（三千三百二十メートル）までゆるやかに下って、タンボチェ（三千九百メートル）まで登り、さらに登ってパンボチェ（四千二十五メートル）までいく。

道は分かっているので、自分のペースで歩く。増山先生はリンジとともにゆっくり後から歩いてくる。私は山の写真を撮ったり、高山植物を探したりしながら先を歩く。山の斜面は谷川に沿って畑がつくられている。谷の向う側の段々畑が美しい模様をつくっている。その上方にそびえる白い山々は、いつ見ても美しく飽きることがない。

タンボチェで二人を待ってエベレストをながめる。近くに前回登ったラムガン山が見えている。今年はもう雪に被われていて、中腹から上は真っ白だ。昨年登れたのは幸運というしかない。

パンボチェへ近づくとマニ石やマニ塔があちこちにつくられてある。二度目のパンボチェ寺院をゆっくり見学する。宿はゴンパ・ロッジ。庭にヤクが十頭以上もいた。この集落は北側と西側は尾根になっている。東側は開けていて、谷川に面している。ロッジからは直接エベレストが見えないので、夕方尾根まで登ってみた。夕景のエベレストを眺めたいと思ったが、雲の切れ目にローツェが見えただけで、西の空は雲が厚く被っていた。

●氷河の上を歩く

四日目は私にとって初めてのコースである。相変らずドウドーコシ谷に沿って歩く。ゆるやかな登り、天気快晴。オルショの集落に十時頃着く。谷の上流正面にポカルデ山が、まるで絵にかいたようにそびえて見える。その左手の隅に白く三角形に尖った山が見えている。プモリの鋭く尖った三角形の山である。この辺りは木も草もあまり多くない。

木は背の低い潅木ばかりである。草も少ないし、乾期のため枯れたものばかり、岩と砂と枯草ばかりの登山である。目を楽しませてくれるのは常に見え続けている白い山々だ。尖った山、大きくそびえる山が、歩くに従って形を変え、重なり合って、いくら歩いても消えることがなく、新たな感動を次々ともたらしてくれる。

オルショを越えて一時間余り、谷川は二つに分れる。右はディンボチェ、左がペリチェへ向うコースである。今日も先を歩くのは私で、後から増山先生とリンジがゆっくりゆっくり登ってくる。見晴らしのいい丘陵を登りつめると谷川を見下し、さらに谷川へ向って下り、谷川を渡って、ペリチェの集落に入った。谷の上流に白い山々が重なり、モレーンの向こうに氷河が続いている。

モレーンというのは氷河に削られ、押し流された土石の山である。動いているようには見えない氷の河は少しずつ、少しずつ岩を削りながら流れているのだ。まるで地球の動きそのもののような気がする。

●ペリチェの診療所

谷川沿いを歩いて間もなくペリチェの診療所に到着する。今回の調査の目的地でもある。東京医大の早田教授が建てた高山病対策のための診療所は、今も千葉大学の増山先生始め、ヨーロッパ、アメリカなどの国からの医師、研究者によって、登山者の病気はもとより、この地方住民の健康を守り、高所疾病の研究をも大いに進めてきた。

到着して、中をのぞくと、ちょうど地元住民の小児をスウェーデンからきた女医さんが診察しているところだった。頭部打撲後の処置であった。もうひとりスウェーデンからの女医さんがおり、そして三人目が日本からの砂子さんという女医さんであった。彼女は日に焼けて、現地のシェルパ人と見分けがつかない顔をしていた。

ペリチェ診療所は谷川と、北側に連なる丘陵の間にある河原のような平坦な地に建っている。ここは四千二百五十メートルの高さで、ここまで到着したトレッカーのうち、たくさんの人たちが高山病的症状をおこすという。中には症状が重く、治療を要する者がここに滞在し、診療所で治療を受けながら、他の仲間が下山してくるのを待ったり、休養してからさらに登ったりする場所ともなっている。

増山先生はここでの調査のため、滞在することになっているが、私はもう少し上まで登ることにする。昼食後にはリンジを伴って、エベレストのベースキャンプのある近くのカラパタール（五千五百四十五メートル）まで登るため出発した。

●ペリチェからロブチェ

ペリチェの診療所を出発したのは午後一時半頃、トゥクラへ向かう道は谷川沿いの平坦な砂地の道で、広い河原を歩いているような気がする。谷川は谷というより、平野を流れる川といった方がよいほど流れもゆるやかである。氷河から流れ出た水が、ここでは浅い流れをつくって、かつて氷河が削ってつくったと思われる平らな草原状の間をゆるやかに下っている。

川の向こう側には鋭い山々が連なっているが、ここはタウチェの裏側にあたる。エベレストビューホテルから見るとエベレストの左手前に見えていた山だ。川の右手、登山道の右側にはポカルデが大きく山容を広げ、北方の行く手には、谷の奥に三角形に鋭く尖ったプモリがひときわ目立って見えている。約一時間、高度差にして百五十メートル位でトゥクラに到着。ここには屋根の低いバッティがあって、中はうす暗くて人の顔もはっきりしない。ミルクティーを一杯飲んで出かける。

トゥクラからは大きな石のゴロゴロした道を登る。行く手に見上げるようにあるのはクーンブ氷河のエンド・モレーンで、それを目指して石の上を歩いたり、大きな岩の間をすり抜けたりして、踏み跡らしきところを目当てに登る。だんだん登りが急になってくるが、休まずどんどん登ってしまう。シェルパのリンジはだんだん遅れて、石の陰に見え隠れするほどに離れてしまったが、登り切ったところまで到着したら待つことにしようと一気に登る。約三十分で峠のような乗越に立つ。登ってきた傾面が見おろせる。行く手にはいくつもの遭難碑が立っている。登山道は谷川沿いをなだらかに下って、それからゆるやかに登っているように見える。

ひと息入れて休んでいるとリンジが追いついてきた。乗越に到着すると大きく息をして、胸に手を当てている。登るスピードが速すぎるといいたげである。「大丈夫か?」と声をかけると「大丈夫」と息を切らして答えた。彼がいうのには、トゥクラからのこの登りは高度差約二百五十メートル余りで、普通一時間半位かけて登る。いくら速い人でも一時間、遅い人は二時間もかけて登るという。三十分しかかからなかった人は今までに知らないと驚いていた。

乗越からは氷河の側壁のガレ場のような斜面をゆるやかに登っていく。前方が開けて、小さくロッジが見え始めた頃、水の流れている浅い沢を横切って、それから流れに沿って登り着いたところがロブチェであった。そこは平坦地が広がった盆地のようなところで真ん中あたりを氷河からの浅い流れが、登りの途中で横切ってきた沢へと続いている。

上流方向、北方正面にはヌプツェが大きく見えている。数軒のロッジがあって、リンジとともにナショナルパークロッジに宿をとった。中央部のキャンプ地には日本人のテントが数張りあって、にぎやかであった。ロブチェは標高四千九百三十メートル、朝出発したパンボチェからは約千メートル近くもの高度差がある。九時前に出発して、ロブチェに着いたのが午後四時だから、七時間の間に千メートルも登ってしまったことになる。早く登り過ぎてしまって高度順応ができるかどうかも心配だ。

夕食はシェルパたちとともにカマドの傍で食べる。食欲があったので、フライドライスに玉子焼とトマトスープを頼む。それほどうまいとはいえないが、シェルパたちの話を聞きながらいっしょに食べれば、けっこうおいしく食べられる。料理をつくっているのは中年の女の人で、食器洗いなどは若い女（娘かも知れない）が担当している。料理をつくるところを見ていたら、金属製の食器類をタライのような大きなボールに汲んできた水で一度洗って、その後、もうひとつの同じような大きなボールの水で仕上げのすすぎをしている。野菜などもよく洗っているし、思ったよりも衛生には気をつけているように見えた。

シェルパ仲間の三、四人が、そば粉を粘ってパンケーキのように焼いて食べている。見ているとうまそうだ。日本のそばのような香りもするし、少し食べてみろ、というので食べてみたら、けっこううまい。そこで同じものを追加注文した。そば粉を粘るようにコネながら小麦粉なども混ぜているようだ。私の注文を受けて、料理のおばさんはせっせとそば粉を粘り始めた。

ところが、そば粉を粘っている最中に、ちょうどカマドの火が乏しくなってきた。あいにく娘さんは水汲みか何かでそばにいない。薪の他に追加してくべるのは乾燥したヤクの糞である。そば粉を粘っていたおばさんは捏《こ》ねるのを中断して、手づかみで糞を二、三枚カマドの下に放り込むと、そのままの手でまた続けてそば粉を捏ね始めた。

そして焼き上がったそば粉のパンケーキは、私の前にさし出された。私はヤクの糞のことを思ったが、かまわず口にほおばって食べてしまった。そして「日本のそばの味とよく似ているし、なかなかうまい」などとお世辞までいってしまった。

ヤクの糞はヒマラヤの人たちにとっては汚いものではないのだ。いつだったか、タンボチェでは若い娘たちが冗談をいって笑い合っている時に、そばに干してあったヤクの糞を投げたところ、コロコロ転がっていって、寝ころんでいる娘の顔に乗っかってしまった。見ていた僕は「うわっ、汚い」と思ったが、その娘はその糞を手で取ると平然として、まるで顔にかかったハンカチでも取り払うように、そばに置いて笑い合っていた。ヤクの糞は彼女たちにとっては、極めて身近なものであり、燃料としても大切なものなのだ、と感心させられたものだった。

●ロブチェからカラ・パタール

昨夜は眠れなかった。脈拍が多くて、しかも頭が重いようにも感じた。いわゆる寝苦しい状態で、何度も寝返りを打ったりした。夕食を腹一杯食べすぎたためかとも考えた。ヤクの糞をつかんだ手で、そば粉を捏ねるのを気にしているわけでもなかった。しかし、胸苦しいようで、眠れなかった。夜半にトイレにも起きた。そしてまた、眠ろうとすればするほど眠れなかった。脈拍を数えてみたら百十以上もあった。呼吸も多くて浅かった。結局、朝六時に起きるまで、眠った気がしなかった。

トマトスープとミルクティーを飲んで、六時半前にはカラ・パタールへ向かって出発。昨夜遅く降った雪が二、三センチ積っていて銀世界だ。平坦なキャンプ地を横切って、小さな沢のような谷に沿って登っていく。右側はモレーン、左側が山側で、登りはだんだん厳しくなる。急な登りを登り切るとクーンブ氷河に合流するチャングリ氷河を横切るように越えて少し下ると、前方にゴラクシェプのロッジが三軒ほど見える。

ゴラクシェプは氷河湖の上だという。ここは五千百メートル、リンジが何か食べるかというので、ひと休みして、トーストとトマトスープを飲むことにした。高度が高いためか疲れた。食欲も出ない。スープを飲んだ後、トイレにいきたくなる。下痢気味の便であった。

ゴラクシェプで三十分ほど長イスの上に横になって休んだ。晴れた天気で、空が青く澄んでいる。まだ、八時半だ。

また氷河の上を歩き出す。いよいよ最後の登りに取りつく。山腹を直登する急な道をゆっくり、ゆっくり登る。強い風が上から吹きおろしてきて、辛い登りだ。体力の消耗が激しいのだろう。強い向い風を恨めしく思った。珍しく、風に文句をいった。いつもの自分ならば、「負けてたまるか」と奮起するところなのに、この時ばかりは弱音を吐いた。昨日の体調と比べたら、今日の体調はずっと悪い。リンジは黙ってついてくる。頭を上げれば、頂上らしきピークが見える。もう少し、もう少しと一歩一歩登る。そして、ついにカラ・パタールの頂上に着く。

●カラ・パタールに立つ

五千五百四十五メートルのカラ・パタールの尖頭に立つ。素晴らしい眺めだ。快晴の空の下、すぐそばにプモリの尖った山頂を背にして、目の前にエベレストが大きく見える。ここから見るエベレストはヌプツェを従えて、尖った堂々とした山容を示している。少し見下ろして、ベースキャンプ地（五千三百五十メートル）とされる荒々しい氷河が、サウスコルへ延びるウェスタン・クームに続いている。今はベースキャンプには誰も入っていないとのことで、テントひとつ見えていない。南の方向にはクーンブ氷河が続いて、視界が開けて、ヒマラヤの山々が遠く幾重にも重なっている。

カラ・パタールの山頂は切り立った尖頭で、後ろは千メートルも下のシャングリ氷河が見下ろせる。氷河のはるか西にはチョーオューなどの山々が眺められる。絶景としかいいようがない。ただ、ただ感動して見とれるばかりだ。

尖頭には雪が少し積っていて凍っていたので、リンジは心配して、早く降りてほしいというが、危険ということを忘れて、ヒマラヤの山々を眺めていた。ヒマラヤの山々に、そして地球に「ありがとう」と感謝した。宇宙にも感謝した。この景色と感動に優る宝物はないと思った。体中に力が湧いてきた。

●ペリチェへ下る

帰路は同じ道をひたすら下る。途中、あえぎながら登ってくる日本人グループやヨーロッパ人などに次々と会う。今日はカラ・パタール日和だ。

ゴラクシェプでひと休みして、もときた道を一気にロブチェまで下る。山頂ではエベレストの山々に見とれて、感動のあまり、忘れてしまっていたが、ゴラクシェプからの下山路は長く感じた。ロブチェへはようやくにしてたどり着いたように思えた。

早朝出発したロッジで休む。何か食べた方がいいと思ったが、食欲が出ない。長イスの上に三十分ほども仰向けになって、ぐったりとして休んで、気力を回復する。すぐそばにイワヒバリが飛んできて、パンくずなどをついばんでいた。

ペリチェまでの長い下山路をほとんど休みなしで、ひたすら歩く。だんだん元気が出てくる。二時間でペリチェへ到着。診療所で増山先生と再会。疲れて体調のあまりよくない状態を話したところ「一日で千六百メートル以上もの高度を上げれば、高山病的症状を表わして当たり前、普通ということです」と言われる。つまり軽度の低酸素疾患ですんで良かったということだろう。

四時頃から寝袋に入って横になる。頭重は軽度だが食欲が出ない。途中起きて、パンケーキとスープを夕食として食べたが、半分位しか食べなかった。その後、下痢する。早々と眠ることにしたが、夜半にもう一度下痢した。しかし睡眠はとれたようだ。

今回は五千五百四十五メートルという、自分にとってはこれまでの最高峰に立つことができた。しかし、四千メートル以上の高地では、一日に二、三百メートル位ずつ登るのがいいというのに千六百メートルもの高度差を登ってしまった。そして当然といってよいほど、高山病的症状を経験することとなった。重症でなかったことを感謝しなければならないだろう。

●ペリチェからチュクン

ペリチェでひと晩寝て、翌朝は普通に起床。しかし、少し頭が重く、体温三十七・五度、脈拍九十四回であった。朝食はジャガイモパンケーキを食べる。そしてまた、十時過ぎには増山先生とともにペリチェを発って、午後二時頃には四千八百メートルのチュクンまで登っていた。歩けば元気がすぐに出て、いい天候に恵まれて、足どりは軽くヒマラヤは美しく、感動も新たに体調不良は忘れてしまった。

夕方には五千メートルのピークまで三人で登って、夕焼けで黄金色に輝くローツエやプモリなど、またまた神々しいヒマラヤの景色を心に焼きつけることができた。

心に残る旅、チベット

昨年（一九九五年）、チベットに入国する機会を得た。高所医学的研究の一環としてラサを訪ね、ついでに周辺を歩いた。

チベットの地は、四千メートル以上の高地にあって、乾いた土だけの不毛の世界である。空から見ると岩ばかりの山々の間を大きな川が縦横に流れ、山裾の狭い地に人々の家が小さく建っている。

人々は、羊やヤクを放牧し、細々と生計を維持している。野菜畑はどこにもない。ポプラや柳の木が少しあるばかりだ。砂漠化が少しずつ進んでいる。

ラサは首都とあって、病院や銀行など大きな建物もある。中央の丘の上には、ポタラ宮が天を覆うようにそびえている。街中にも大寺院がいくつもあり、周辺の山裾には、さらに大きな八百人もの僧が住む大寺院もある。

どの寺院も、各地からの参拝人で長蛇の列をなしている。老人は杖をつき、赤子は背負い、一族郎党こぞって来る。そして、わずかな貯えをすべての仏像に賽銭として与えてしまう。彼らの服はボロボロだが、みな、にこやかである。

何もない地にいるからこそ、恵みというものを知っているのであろう。物に満ちた日本人には、ぜひとも訪ねさせたい国である。

3　長寿を健康で過ごすための体づくり

●これからが高齢化社会

二〇〇〇年代の日本は高齢化社会を迎えるといわれている。長寿であるということは良いことである。しかし健康で快適な人生を送れるのでなければ、長寿の価値はないといえよう。ヒトは歳をとるに従って身体の機能が低下することは明らかで、青年のように飛んだり、跳ねたり、走ったりできなくなる。身体の筋力が低下するばかりでなく、心臓や肺や肝臓や腎臓などといった体内の臓器の機能も低下し、食事量も減少し、全身の活力も落ちてくる。そこで七十、八十歳といった高齢を迎えても健康で快適な日常生活を送るためにどのような準備をしておけばよいか考えてみたい。

●老人はヒマラヤに登ったと同じ

私は四年ほど前から、ヒマラヤやチベットなどの高地に住む人々の生活様式と健康との関わりについて調べてきた。四千メートルもの高所に住む人たちは空気中の酸素の少ないところで普通に生活している。しかし私たちのように低地で生活しているものが、突然このような高地の酸素の少ない環境にいくと頭が痛くなったり、胸苦しくなったり、吐き気がしたりといった、いわゆる高山病の症状を引きおこすことが多い。もっと症状が重くなると嘔吐、下痢、虚脱感、もうろう感などがおこり、重症の場合、脳浮腫や肺水腫となって意識不明に陥ってしまうこともある。

このような症状が生じるのは酸素不足によって引きおこされるのだが、ヒトが死を迎える時の症状とよく似ている。つまり呼吸困難となり、意識もうろうとなって、ついには死に至るという経過をとる。呼吸困難や心臓機能低下は酸素不足、高炭酸ガスを引きおこし、全身の臓器の機能を次第に低下させることとなり、死に至らしめるのである。

低地の人が高地にいくと低酸素すなわち酸素不足によって、それぞれの臓器の機能が低下して、十分に働かなくなってしまう。これは最初に話したように老化による臓器能低下と同様に考えることができる。いずれも低酸素状態で全身の臓器を働かせているわけである。

そこで高地に住む人々が酸素不足状態の中で、どうして健康に生活しているかを調査して、これからの日本の高齢化社会で、健康に過ごすための参考資料を得ようと考えたわけである。

●高地住民は呼吸法が違う

ヒマラヤやチベットの高地に住む人たちは、体にとって非常に厳しい条件の中で生活している。酸素が薄いばかりでなく、畑には野菜が育たず、山には木も育っていない。岩と砂ばかりの世界である。しかし意外に長生きの人がたくさんいる。事故などで亡くなる人を除けば長寿であるといってもいい。

私は彼らとともに四千メートルもの山々を随分歩き、食生活や住居などをともにしてきた。彼らの食事は澱粉質中心で、肉類はそれほど多く食べない。しかし脂肪はヤクの乳などをよく利用している。低酸素の中での運動は厳しいものだが、試しに彼らと走るようにして山を登ってみた。当然息が切れるし、まるで水におぼれた時のように苦しくなってしまった。ところがシェルパを見ると、彼らは口笛を吹くように口をすぼめて息を吐いている。大きく息を吸うよりも短い間隔で、息を吐く時に力を入れるように呼吸している。

生体は血液中の酸素と炭酸ガスの濃度の変化を感知して、呼吸の調節を行なっている。この血液ガスの濃度変化を感知する装置を化学受容器といって、頸動脈には低酸素に反応する装置（頸動脈小体）があり、延髄には高炭酸ガスに反応する装置がある。また同じ部位に血圧感受装置（頸動脈洞）もあり、呼吸と血圧とは同時に調節されている。低酸素状態を感知すると呼吸を促進し、血圧を上げて対応するのである。

しかし、この調節できる範囲を越えてしまうと調節が乱れてしまって、高山では脳浮腫や肺水腫を引きおこす結果となる。通常、低地での普通の環境下では、私たちの呼吸は酸素の濃度が低下したことを測定するために、基本的に炭酸ガス濃度を感知して判断している。炭酸ガス濃度が高まればその分、酸素量が減るという計算からである。しかし、高所では空気そのものが薄くなるから、低酸素環境になった時に呼吸量をあげる能力（低酸素換気応答）がきちんと働いてくれるとは限らない。低酸素による調節機能は、個人差が相当に大きいのである。これが同じ高さの山に登っても、高山病になる人とならない人との差を生じることになるわけである。

つまり低酸素換気応答のセンサーの高い人は、脳浮腫にも肺水腫にもならずにすむわけで、他の臓器の機能低下も生じないということになる。呼吸機能から見ると自分の低酸素換気応答が悪いかどうかは自覚できないことが多い。低酸素換気応答が作動すれば呼吸数が増してくるはずだが、低酸素を自分の体が感じないとしたら、意識して呼吸数を増加させることが必要になる。実際五千メートルの高所でシェルパのように口をすぼめて、呼気に陽圧をかけ、意識的に努力して呼吸すると、呼吸が大変楽になった。

●ヒマラヤに登って体験してみると

調査のひとつに体がどのように適応するかを調べる学術調査登山があった。メンバーは十七名で最年長は六十三歳、五十歳代六名、四十歳代五名、三十歳代二名、二十歳代二名、最年少九歳であった。五千メートルでは十名が高山病の症状を引きおこし、頂上まで到達することのできたのは十一名だった。

この調査登山では、低酸素環境で肺や心臓などがきちんと働いているかどうかを調べる方法として、パルスオキシメーターによる指先脈波酸素飽和度を測定しながら登った。最年長の六十三歳の男性は学生時代から登山していたが、四千七百メートルの地点では指先脈波酸素飽和度が六十六パーセントしかなかった。ところが深呼吸を繰り返したところ一分以内に九十パーセント以上に上昇して、元気に五千四百メートルの頂上まで到達できた。

毎日ジョギングをしていた五十二歳の女性も五十九パーセントしかなかったが、同様に元気に登頂できた。しかし六十パーセント以上でも、深呼吸を何度繰り返そうと、この値が上昇しなかった人は結局登ることができなかった。

私たちはヒマラヤやチベットの高地にすむ人たちの生活から、健康に長寿を迎えるための数多くのヒントを得ることができた。まず大事な基本的なことは、成長期に運動という適当な負荷をかけることだということである。運動によってその負荷に耐えられるように骨や筋肉は適度な発育発達をする。楽な運動では骨や筋肉はサボってしまう。少し辛い位の負荷がよいのである。栄養さえ十分に摂取されていれば、体はこの負荷に耐えられる以上に強くつくられる。体の中の臓器も同様で、骨や筋肉を始め体自体を十分に養えるだけの強さをもった臓器に形成される。

●若い女性は太めがよい

日本の現在の中高校生は体に十分な負荷をかけずに楽をして、栄養ばかりで育っている傾向がある。体は大きくても、ちょっと負担がかかりすぎると、それに耐えるだけの力がなかったり、負荷に対処する方法を知らないために、すぐに負けてしまいがちである。もっと成長期には臓器が十分丈夫に発育するように、負荷をかけることが大切だと思う。

殊に十代の女子が肥り過ぎを嫌って食事をきちんととらずに、やせて過ごすということは大変な間違いである。女性は子供を産むために十代後半から二十代前半には、十分な体力をつけておくため脂肪を蓄積し、臓器も十分に発達するようにできている。それを逆に押さえて発育させないということは、生理的に反していることになる。

小さな体には、その体を養うに足りるだけの小さな心臓しかつくられない。肝臓も腎臓もその他、体中の臓器も同様、小さな体に合った小さな臓器にしか育たない。子供を産むのも大変だが、その後、中年になって肥ってきたらどうだろう。

中年にはすでに臓器の成長期は終わってしまっている。いくら肥っても、もう心臓や肝臓は大きく発育しない。脂肪肥りの大きな体を小さな心臓が維持するのは、誰が考えても無理だということが分かるだろう。生理的に肥るべき時にきちんと肥って、それに見合う十分な機能の発育をした臓器を持つべきで、その後スリムな体になれば臓器としてはかえって楽に維持できることになる。やせようとする人は食事を減らすばかりでなく、むしろ食べた量だけ運動して調整すべきである。

●齢《とし》をとったら歩くべし

さて、老人になって健康で過ごすためには、臓器を十分に発育させること、そしてその機能を長く維持することである。発育期には、その年齢に応じた運動をして十分に発育させることが大切だが、常に少し負荷をかけるくらいの運動が適当である。楽をしてしまってはいけない。臓器の機能を維持するにも、やはり少し負荷をかけるくらいがよいのである。

臓器の中でも肺と心臓が最も重要であるから、これを鍛える運動がよい。それにはまず歩くことである。高地住民や調査登山の結果から、臓器に負荷をかけておくことにより、臓器に余力を持たせておけば、低酸素状態に反応して出力アップしてくれることが明らかにされている。肺や心臓ばかりでなく、当然、全身が非常事態に反応してくれる。この臓器の余力、いわば抵抗力が老人には必要で、病気を防いでくれることになるのである。

●孫の手は引くべし

車社会になった現代では、歩く機会が極めて少なくなってしまった。十分以上連続して歩くことが、ほとんどなくなってしまったといっても過言ではない。十分も歩けば行けるところへも車で行ってしまうことが多い。

殊に幼児期の子の手を引いて歩く姿を見かけなくなったが、これは危惧すべきことだと思う。中学生までは発育しながら体の骨組がつくられていく。骨の形態は歩くことによってつくられていくのである。歩かなければ偏平足になるし、股関節もきちんと形成されない。もっともっと歩くべきである。

中・高年の人は平坦なアスファルト道路を歩くだけではなく、坂道を歩いてほしいと思う。つまり少し負荷をかけた歩きの方がいいのである。

●低山歩きは長生きのもと

歩く速度や時間の目安はその人にとって少し頑張る程度の速さで、時間的には一時間以上が望ましい。肥りすぎを防ぎたい人は、なるべく長時間連続的に歩く方がよいだろう。そして脈拍は毎分百二十から百三十回位が適当である。最もいい歩きは低山歩きで、近くの丘陵地帯や低い山でもあれば、そこを歩くのがいい。

山道はでこぼこがあったり、方向を間違えないように気をつけたりと平衡感覚や神経を使ったりする。平坦な道のように目をつぶって歩けるわけではない。そしてまた、景色に感動したり、時には小動物にあったりと、いわば五感を使って歩くことになる。これが体にいいのである。

近頃、中・高年登山がさわがれているが、健康維持のためには高い山に登る必要はない。むしろ低い山にひと月に何回も登った方が効果的である。老人になっても健康で過ごしたいと思ったら、若い時から体に楽をさせないで、少し負荷をかけるようにして過ごすように心がけたい。頭も体も使わなければ弱ってしまうのである。いざという時に余力を持って対応できるだけの機能を持っておこう。それには車に頼らず高地住民のように、山道を歩くことが最もいい健康法である。

4　北アルプス涸沢、南岳往復登山

毎年夏は登山をする。今年も四日間の山歩きをした。涸沢キャンプ場に固定テントを張って、久しぶりの穂高連峰を歩いた。この山行で涸沢から南岳を往復したので、この夏の想い出に残しておくことにする。

山行二日目、その日朝のうちは晴れていた。涸沢のテントを六時二十分頃、三人で出発、北穂に向かう。登りの登山道からはテント場が眼下に見渡せる。テントの数を数えると三十余り。

東には遠く常念岳の山波が連なって見える。ここから見ても常念は山容が大きく堂々としている。続く長い尾根の大天井岳が左手、北の方へ延びている。振り返ると前穂の吊り尾根が、すぐ後ろに鋸歯状に連なっている。晴れた空の下、穂高連峰は空をおおうが如く眼前に迫ってくる。

涸沢テントから三人一緒に登る。ここは登山者が多い。中・高年の四、五人グループが目立つ。抜いたり、抜かれたり、同じグループと相前後して登る。顔見知りともなる。

急なガレ場の登り、息が荒くなる。そばには高山植物の花、クルマユリ、ハクサンフウロ、シナノキンバイなど目を楽しませてくれる。

一時間半位、三人揃って登っていたが、途中からひとりだけ先に登ることにする。南岳まで単独で往復することにしたたが、あとの二人は北穂山頂までゆっくり登って、引返すことにしたからだ。北穂南稜をずんずん登って、ほとんど一気に南峰までいく。だんだん雲が広がってきて、北穂山頂に着いた頃には曇り空になっていた。

山頂（三千百六メートル）には八時二十分頃立つ。何人もの登山者がいた。常念や大天井の山々がほとんど見えなくなっていた。北穂小屋の前を通り抜けて急な下りとなる。いよいよ二千七百メートル位の大キレットまで下って、さらに三千メートル余りの南岳まで登る難路である。

下り始めて間もなく、南岳小屋からきたという三十代の男の三人グループと言葉を交わす。テント持参の大きなザックを担いでいる。ここまで三時間余りかかってきたという。「今日はどこまで」と聞かれたので、「南岳まで往復して涸沢テント場まで」といったら「エーッ、往復する気――」とあきれていた。

長谷川ピーク（二千八百四十一メートル）では七、八人が休んでいた。今にも雨が降り出しそうな空模様で、北穂の大きな山頂が覆いかぶさるように聳えている。切り立った狭い尾根歩きが続いているが、比較的登山者が少ないので、自分のペースで歩ける。キレット最低鞍部（二千七百四十八メートル）に九時頃到着。今度は登りにかかる、岩場の登りが続く。

南缶から一時間余りでここまできましたという単独の中年の女性に行き会う。テントは持っていないが装備はしっかりしているし、あちこちと随分登っているようだ。

「このコースは思ったよりずっと厳しくてバテ気味です」と日焼けした顔に汗を流していた。「南岳までいってきますので、もう一度お会いできるでしょう」と別れる。

南岳小屋手前辺り、獅子ヶ鼻付近は迷いやすい。霧が出てきて、眺望はない。崖の縁を大きく曲がって小屋の前へ出る。避難小屋の前に二人の登山者が休んでいた。

南岳山頂は小屋から五、六分であった。十時過ぎ、ガスの中、誰もいない。持ってきたバターパン三個をほおばり、スポーツジェルを飲む。

ちょっと先へ足を伸ばして、天狗原分岐まで下ってみる。親子三人のグループがいた。男の子は小学校四年生、ここから氷河公園を通って下山するという。少し霧が晴れて、下のカールが見渡せる。天狗池は見えない。十時半、ここで引き返す。またキレットを越えて涸沢まで帰るのだ。雨がポツリ、ポツリと落ちてきた。

槍も穂高も見えない尾根歩き。さっき登ってきた岩場が、今度はキレットまでの下りの道だ。雨は少しずつ強くなってきた。長谷川ピークを越えた登りの岩場で、行きに会った単独の女性に追いつく。ザックも大きいし、大変そうなので、「僕が持ちましょう」というと「それでは――」といった後、しばらく考えて「やっぱり止めます。ザックを持ってもらっては自分で登ったことにならなくなってしまうので」

しばらく一緒に雨の岩場を登るが、遅くなりそうなので先に登ることにする。行きに会った人たちに次々と追いつく。中には「どうしたんですか。引き返してきたんですか」という人もいる。往復してきたと聞いて「一度でもイヤなのに二度も登るとは――」と呆れ顔の人もいた。

北穂への急登で雨が激しくなる。いつものように雨具は使わない。ぬれても着たままで乾かすことにしているのだ。北穂小屋に着いた頃はドシャ降り。五分ほど雨宿りして南峰までいく。あとは一気に涸沢テントまで下れば一時間ほどで帰り着くだろう。

南峰から涸沢岳～奥穂高岳への縦走路の分岐部へ着いて、時計を見ると十二時半、雨はほとんど止んでいる。体調はいいし、時間はまだ早い。よし涸沢岳を回ってテント場へ下ろうと決める。

涸沢岳の急な岩場の登りで、雨はまた本降りになった。登山者にはほとんど会わない。あたりの景色は何も見えない。ただ目の前の岩につかまり、滑り落ちないように注意しながらはい上がるばかりである。こんなに厳しいはずではなかった。やっぱり北穂から真っ直ぐ下ればよかったかなと後悔する。

そうこうしているうちに、さらに急登、突然山頂へ着く。午後一時五十分、誰もいない。雨とガスばかりの涸沢岳頂上（三千百十メートル）である。前回登った時には晴れていて穂高連峰が全望できたが、今回はただ頂上に立ち止まっただけとなった。

穂高岳山荘は下ればすぐである。雨の中、小屋の前を抜けて涸沢テントへと下る。下りのザイテングラードは岩場の連続、思ったより長い距離に感じた。予定では南岳を往復するだけのつもりでいたので、サブザックには水◯・五リットル（スポーツドリンク）、スポーツジェル一袋、バターパン三個、氷砂糖一袋、一眼レフカメラ、フィルム二本しか入れていなかった。北穂で水もなくなっていた。涸沢小屋の前を通り抜ける頃は、さすがに疲れた。午後三時、テントの中では二人が待っていていてくれた。ずぶぬれで着いて、すぐに熱いお茶をいれてもらった。充実感とともに体中が温かくなり、無事に歩かせてくれた山々に心から「ありがどう」とつぶやいていた。

今年の夏山は難路といわれる北穂と南岳の間のキレットを往復する機会を得たので、想い出として記すことにした。涸沢岳まで回ったので、普通のコースタイムで十四時間のところを八時間半ほどで歩いてきた。空身で単独だから当然だが、まだ体力は十分あると実感した。

何を好んで往復したかといわれてしまいそうだが、ひとつの理由は北アルプス縦走登山のうち、実はそこだけ切れていたからである。いつか歩きたいとは思いながら、なかなかチャンスがなかった。たまたま今回は単独でいけたのでチャンスを生かしたわけである。これで北アルプスはすべて縦走登山ができたということになる。

もうひとつの理由は、どれ位の体力があるか確認してみたいという気持ちがあったからである。そこであきれたキレット往復に加えて、わざわざ涸沢岳まで登ってしまった。まだまだ持久力においては維持されていると考えてもよいような気がしている。

今回の登山は、一日目は上高地から涸沢テント場まで登った。そして二日目に南岳を往復した。三日目はザイテングラードを登って、奥穂高岳（三千百九十メートル）まで三人で登った。私だけはさらに前穂高岳（三千九十メートル）まで足をのばして、先に下山を始めた二人に追いついてテントまで帰った。そして、四日目に上高地へ下山して帰宅したのである、この頃、若者の登山グループに会うことが少なくなった。今回の山行でもワンゲルのグループに二、三組しか会わなかった。涸沢のテント場でも学生らしいグループは三組しか気付かなかった。ほとんどは中・高年の登山者である。小屋泊りの中年女性のグループが最も多く目立つ。おばさんパワーは実に頼もしい。これからの日本を背負って活気づけてくれるような気がする。

自分たちも中・高年グループである。四十代、五十代（著者）、六十代の三人グループであった。歩く健康運動としては登山が最もいいと思う。自然と一体となるからである。楽をして歩いてはいけない。適度な負担を負って歩くことがいい。

キャンプをすれば生活の工夫もある。生きる基本の姿勢をおのずと知ることになる。若者こそもっと自然の中で工夫した生活を体得すべきであろうと思う。

第3部　癌に学ぶ

1　癌の診断と病理

●診断と治療法のいろいろ

癌の診断は生化学的検査とX線撮影によって一応の目安がつけられる。つまり、どの臓器のどの部位に癌があるのかを見つけられるのである。しかし、それだけでは治療方針は立てられない。さらに病理学的診断がつけられてから、はじめて正しい治療方針が立てられ、手術や化学療法や放射線照射といった治療が行われるのである。

例えば肺癌の患者の場合、自覚症状として咳が続くとか、血痰が出るなどといった体の異常を訴えると、問診のあと血液検査、尿検査、そしてX線撮影が行われる。この検査によって肺癌の有無、部位、大きさ、転移巣などが予測される。こうして肺癌が強く疑われると直接癌細胞を採取して、どのような種類の癌であるかが調べられる。

これには癌のある部位によって、いろいろな方法が採られるが、肺の出口に近い気管支にあれば、気管支鏡による検査が行われる。この方法で癌を実際に見て調べると同時に一部をつまみ取ったり、こすり取ってくるのである。また肺の末梢部位にあれば、体の外から癌巣に針を刺して採取する。血痰の出ている人では、喀痰の中に癌細胞があるかどうか調べる方法も採られる。いずれにしても採取された組織は病理学的診断を受けるための試料となる。

どのような種類の肺癌であるかが診断づけられると、それに基づいていくつかの治療方針が立てられる。手術が最良の場合は切除手術が行われる。一葉のみの切除から片側全葉の切除まで、癌のある部位や広がり具合によって、切除範囲が決定される。切除された肺の一部は、また病理に送られて、さらに正確な病理学的検査が行われる。

手術が困難な場合は放射線療法を始め、ブレオマイシンやマイトマイシンなどといった制癌剤を用いた化学療法、あるいは免疫療法、レーザー光線による治療などが行われる。

●正常細胞から癌細胞がおこるまで

癌はどのようにしておこるのか。この問題は長い間、多くの研究者によって問われてきた。しかし、まだ完全に解明されたとはいえない。それは、癌が同じ原因でおこるとは限らないからである。普通に知られているものだけで五十種類以上の癌があるが、それぞれおこる原因（ひきがね）が異るからである。

さらに健康な細胞の中にも、癌の遺伝子があることが明らかにされてきた。つまり人間は生まれながらにして、誰もが癌になりうる遺伝子（種のようなもの）を体の細胞中に持っているのである。この種は、普通は発芽せず休眠状態にあるため癌にならずにすんでいるが、発癌物質などによって眠りから覚めるとこれが癌になるのである。

遺伝子の中のこの発癌因子は細胞の分裂に際して、ある一定の割合で癌化するが、この癌化の割合は老化とともに高まる傾向にある。八十歳代にもなると癌化の割合は二十代の十倍に達するといわれる。

ヒトの細胞は六十兆個位あるが、この細胞は次々と分裂して殖えている。同時に老化した細胞は脱落したり、消滅したりしていく。一個の細胞が分裂して二個の細胞になる時、遺伝子は正確に写しとられて、まったく同じ遺伝子を引き継いでいく。この転写の際に写し間違えて癌化させてしまったり、あるいは眠っている発癌因子の眼を覚ましたりして癌をおこすのである。この転写ミスは年齢とともに増加するし、抑える力も年齢とともに弱くなるので、加齢に伴って癌がおこりやすくなるのである。

この癌化因子を持った一個や二個の細胞は、抑え役によって消滅させられてしまうが、癌化への「ひきがね」がひかれると、どんどん増殖しはじめる。癌化への増殖が始まって十年もすると、癌細胞が十億個位の塊に発育する。この塊で癌細胞の分裂回数は三十回位であり、約一グラムの重さがある。

癌細胞はある一定の大きさになるまでは、発生した臓器の細胞とよく似た細胞の形をしているので、発見されにくいが、一グラム位の塊になると癌細胞としての姿を現わしてくる。この時期になると、やっと発見されるようになるのである。またこの大きさになるまでに十年もの長い年月を必要とするが、これ以後は急速に増殖して、二、三年の間に巨大な癌の塊になってしまうし、さらに体のあちこちに転移して全身に広がっていくのである。

●癌をおこす三つの要素

遺伝子中の発癌因子が、どのような機転によって癌細胞になるかは、次の三つの要素によると考えられている。

①休眠している発癌遺伝子の「休め」を壊す因子
②休眠因子をおこすウイルスによる発癌化
③遺伝子を癌化させる「ひきがね」役の影響による遺伝子の暴走
この三つの条件が多くなればなるほど癌化が高率になるのである。

正常では癌化しないですんでいるのだが、それは抑え役が強く働いているからである。この発癌の抑え役には免疫機構が大きな働きをしていると考えられているが、その他にビタミン類も関与していると考えられ、とくにビタミンCは発癌物質であるニトロソアミンの合成を阻止するものとして注目されている。

●汚染大気の影響

発癌の「ひきがね」役として、タバコを喫うと肺癌になるとよく言われる。しかし、タバコを吸わなければ肺癌にならないとはいい切れない。癌をおこすにはいくつかの発癌要素が複合的に影響することが重要である。車の排気ガスを一年中吸っているとか、工場からの二酸化窒素、オゾン、亜硫酸ガスなどを吸っている人が、さらにヘビースモーカーであったりすると癌をおこす割合は高まることになる。

例えば大気汚染による刺激が、気管や気管支にずっと続いていると気管支粘膜の損傷がおこる。気管支にとっては、刺激というのは異物が入ったと同じように感じられるので、それを排除しようとする反応がおこる。気管支粘膜に繊毛細胞があって、この繊毛が出口に向って常に波状運動をして、異物を送り出している。

また繊毛細胞の間のところどころに杯細胞があって粘液を分泌し、異物を繊毛に粘着させて送り出しやすくしている。異物や刺激ガスなどが入ると繊毛細胞も杯細胞も活発に働き出すが、この刺激がいつまでも続いていると杯細胞が新しくつくられて、たくさんの粘液を分泌しはじめる。また繊毛細胞の繊毛がちぎれたり、からまったり、細胞自体が壊れて脱落したりもする。

こうして壊れた細胞が増えると、修復するための新しい細胞がどんどんつくられるが、この新しい細胞は予備細胞が分化してなる。ところが予備細胞はどんな種類の細胞にもなり得る細胞であるから、発癌物質があれば癌細胞に分化してしまいやすい。また、細胞が次々と分裂するので、細胞中の遺伝子の転写の回数もそれだけ多くなり、その分だけ転写ミスも多くおこることになるから、短期間に発癌化する細胞も多くなるわけである。

大気汚染が進むと肺癌が増加するのも気管や肺の細胞が破壊され、それが再生されるからであるといえる。このことはまた、新しい細胞が次々とつくられている臓器は発癌因子が入ってくれば、それだけ癌のおこる機会が多いということにもなる。

このような細胞の再生が次々と行われている臓器には、気管支などの他、子宮粘膜、胃の粘膜などがあげられる。また、アルコールなどによって肝細胞が壊されれば、新しい肝細胞が再生されるので、肝癌がおこりやすくなることにもなる。

●「しこり」と「出血」の二大特徴

癌の特徴は「しこり」と「出血」である。癌細胞は増殖して、ある大きさの塊をつくる。それは瘤のような「しこり」である。良性の瘤、例えば繊維腫とか脂肪腫などの良性腫瘍と呼ばれるものは、ある大きさで成長が止まってしまうが、癌の場合はどんどん大きくなって止まることを知らない。この「しこり」が崩れると出血する。

癌細胞はどんどん増殖するが、癌巣が大きくなると自分で自分の首をしめるのと同じように、死んでしまうのである。癌細胞も生きているので栄養を必要としているが、血管までも壊して広がってしまうので、中心部は酸素や栄養の補給が閉ざされて癌細胞も死んで、腐って落ちるのである。このため「出血」をおこすことになる。血痰が出るのは気管支の表面まで広がった癌が、崩れて落ちた証拠である。つまり、癌の大きな特徴は「しこり」と「出血」の二つであるといえる。

●癌の転移

癌が悪性とされる理由は、初めにおこったところの臓器の細胞とよく似た形をしていることと、全身のいたるところに飛び火することである。癌細胞は肝臓でおこると肝細胞とほとんど違わない細胞の形をしている。数個ぐらいの癌細胞のうちは、まったく分からないほど似ている。そういわれてみれば核の形が少し違うかな、といったくらいしか違わない。まぎらわしい細胞のうちにどんどん増殖して、大きくなってくると、急速に癌細胞本来の形を現わしてくる。だから癌は発見されにくいし、見つかった時には相当広範囲に及んでいることが多いのである。

ある臓器に癌ができると同じ癌がまったく違う臓器に飛び火することが、しばしば診られ、これを転移と呼んでいるが、どこへ転移しても最初におこった臓器の癌と同じ癌組織をつくるのが特徴である。つまり、胃癌が肺に転移すれば、胃の細胞に似た癌が肺の中にできるし、子宮癌が脳に転移すれば、子宮癌と同じ癌組織が脳にできるのである。

では、どのようにして転移をおこすのか。

●転移経路

転移には二通りの経路が考えられる。リンパ行性と血行性である。リンパ行性は、癌をおこした臓器の近くのリンパ節がまず癌に侵され、さらにリンパ管の中を流れて他のリンパ節に転移し、さらにまた太いリンパ本管である胸管に流れこむ。この胸管は左静脈角（左の鎖骨の下）で大静脈に接続しているので、左静脈角リンパ節（ウィルヒョウ）に転移すると、ついには大静脈中に癌細胞が流れこんで、やがて全身に転移するのである。

血行性の転移は、静脈などに入りこんだ癌細胞が、心臓を通過して肺にいく。肺に入った血管はだんだん枝分れして、毛細血管網をつくるので、癌細胞が細い血管に引っかかって転移をおこすことになる。また、肺から心臓へ癌細胞が流れていけば、脳や肝や腎など全身のどこへでも転移するようになる。

結局、リンパ行性もウィルヒョウ転移をおこしたものは、そこから血行性に移行したことが分かる。そして、血液は必ず一度肺を通ってガス交換を受けるし、肺の血管は極めて細くなるので、癌細胞は肺にひっかかりやすく、いろいろな癌の転移をおこすのである。

●癌年齢を遅らせること

癌の因子は誰の遺伝子中にもあるが、むやみに怖がっても仕方がない。癌の増殖は、最初きわめてゆっくりである。一個の細胞が癌になって、それが診断で癌と分かるまでには十年はかかるし、長いものでは二十年もしないと癌と分からないものもある。しかし、末期になると一個が二個になる同じ時間に、百億個が二百億個になるわけで、十グラムがすぐに二十グラムの癌になってしまうことになる。

そこで、癌のおこる年齢を遅くすれば、たとえ癌がおこり始めても、死ぬまで癌であったことを知らずに過してしまうことになる。つまり、六十歳で一個の癌細胞ができたとしても、年齢的な細胞増殖のスピードからして、二十年後にやっと一グラムの癌組織になる位である。八十歳でやっと発見されるくらいの癌では、それから五年や十年は癌の影響なく生きることができるし、癌の怖さを意識することなく一生を終えることが可能であろう。

癌のおこるのを遅くするひとつの方法として、肺癌では、タバコを吸い始める年齢を遅くすることがあげられる。十代で喫煙を始めたものと三十代で始めたものでは、癌のおこる年齢が大きく違う。十八歳で喫煙を開始した場合、十八年後の三十六歳で癌がおこるとしても、三十二歳で喫煙開始した時は三十年後の六十二歳以後でしか癌がおこらない。

もっと高齢の四十歳を過ぎてから始めれば、九十歳ぐらいまで癌はおこるまい。つまりタバコに限って考えれば、喫煙年齢が若ければ若いほど、癌のおこるまでの年数が短いことになり、逆に遅ければ遅いほど、癌のおこるのが遅れることになる。

また、タバコの一日に吸う本数×吸った年数（Brinkman index）が六百を越えると、八人中一人は肺癌になるといわれている。なお、一日に喫う本数を十五本以内にすることも大切である。二十本以上喫うと、睡眠中に肺でのクリーニングがしきれずに、残業ができてしまうのであろう。その残業の負担が続くと気管支の繊毛細胞や杯細胞を壊して、癌をおこしやすい条件をつくってしまうことが考えられるからである。

もうひとつ、家族性の因子も忘れてはならないことであろう。父親が胃癌で亡くなっていれば、その息子も胃癌をおこしやすい因子を、普通よりも多くもっていると考えられる。祖母が子宮癌で亡くなっていれば、孫娘も子宮癌の因子を持っている率が高いと思わねばならない。このような人は、注意して時々検査を受けて、早めに見つけてもらうことである。

また、肺癌で亡くなった人が家族にいたら、工場地帯や排気ガスの多い国道沿いに住むのを控えるとか、喫煙にも注意することが肝要であろう。肝癌の人がいたら酒の飲み過ぎに注意するべきだし、胃癌の人がいたら刺激性の強い食べ物などは控え目にすることが大切であろう。

●癌防止のための十二カ条

おしまいに国立ガンセンターで発表した、癌防止のための十二箇条をあげてまとめとしたい。

『癌防止十二ヵ条』

①偏食しない。
②同じものを繰り返し食べない。
③食べ過ぎない。
④深酒しない。
⑤喫煙しすぎない。
⑥ビタミンA、C、Eと繊維質をとる。
⑦塩分と熱過ぎるものは控えめに。
⑧焦げたものは食べない。
⑨カビたものは食べない。
⑩日光に当り過ぎない。
⑪過労に陥らない。

⑫体を清潔にする。

2　ドーピングは細胞をどう変えたか

スポーツで禁止されている薬物を使用することをドーピングというが、これは筋肉増強剤などを用いて、本来持っている自分の競技能力以上の成績を上げられるように体をつくり変えることにある。

一般に筋力アップを目的としてウェートトレーニングをしながら、男性ホルモンなど筋肉増強剤を服用することが多い。しかし、その副作用として内臓諸器官にどのような変化がおこっているかについては、ほとんど考慮されていない。連続服用によって体に変調を来《きた》してから医師に相談しにくるが、医師にもデータがあまりないので治療効果も上げられずにいることが多い。

つまり、内臓諸器官の病理的な解明がなされていないので治療も手探りなのである。私は治療を担当しているスポーツドクターからこの話を聞き、早速文献を探してみた。ところが臨床上の病的症状の報告はいくつもあるが、病理学的な検索データはほとんど得られなかった。殊に動物などを用いた実験的な研究報告は、まったく得られなかった。そこで、では自分たちの手で動物実験をして病理学的検索を始め、生化学的、内分泌学的検索などを行なってドーピングによる体への影響を明らかにしようと試みたのである。

●ドーピングと検査のイタチゴッコ

勝負を競うスポーツにおいては勝つための目的にこだわるあまり、ルール違反を犯すばかりではなく、健全なスポーツをも歪める結果となっているといえよう。本来、スポーツは他人に勝つことよりは、自己との戦いに勝つことが目的であったはずである。

オリンピックや国際的な大会の際にドーピングということが問題にされるのは、優勝することと名誉を得ることにこだわり、間違った方向へ目標が向けられてしまったからである。このためドーピングをいかに検知されないようにするかに腐心する結果となってしまった。検査も一層厳しくなる一方で、検査逃れの方法も巧妙化してくるというイタチごっこを繰り返している。

ドーピング検査は通常、競技終了後、無作為に選ばれた選手の尿を採取して行なわれるが、検査逃れに対抗して、競技会とは無関係に抜き打ち検査をすることもある。このドーピング検査の対象者は国際大会で入賞するような一流選手目当てであるが、国体などではノーチェックだし、地方の大会や市民スポーツ大会などでは、まったく問題にされてはいない。しかしノーチェックであるがゆえに、一般のスポーツ愛好者の方がドーピングを安易に行なってしまう危険性があるといえる。

都内の大学生を対象に行なったアンケート調査で、大切な試合で勝つためならばドーピングを行なってみたいと思うかとたずねたところ、体育系学生の十六パーセント、一般学生の八パーセントが行なってみたいと答えていた。たぶん副作用による体への影響の重大性を認識していないからであろう。

週刊誌やスポーツ紙には強壮剤、強精剤あるいは筋力アップ剤と銘打った広告がのっている。通信販売もあるし、販売店の地図を図示してあるものもある。手に入れようと思えば簡単に手に入れることができるのである。強精剤にはメチルテストステロン含有と書いてあるものもある。含まれている成分を知らなくとも競技の前に「体力でもつけるか」といった安易な気持ちで飲んでしまう人も多くいる。そして少しいい成績が出たりすると、もう少し上位の成績を期待して服用を続ける人もいたりする。

●どんな病変がおきているか

ドーピングは倫理的な面ばかりでなく、健康を害することから禁止されているが、内臓諸器官の病理的な変化についての研究報告がなされていない。

そこで、ドーピングにより実際、生体にどのような影響が生じるか正しく知ることを目的として、一昨年から実験動物を用いて研究を行なってきた。実験は最も一般的に利用されている蛋白同化ホルモン、特にナントロロン・デカノエイト、メテノロン・エナンテイト、男性化ホルモンのドロモスタノロンをラットに単独あるいは複数投与して影響を調べた。

その結果、投与後三、四週目から本来おとなしいはずのラットが攻撃的になり、手に咬みついたり、他のラットと喧嘩するようになった。十二〜〜十五週には、それまでとは逆に鬱状態になり、あまり反応しないようになった。

解剖すると最も著明な変化を示していたのは前立腺で、二倍以上に肥大していた。また心臓、腎臓も肥大していた。反対に睾丸は萎縮しており、内臓諸器官の明らかな形態的変化を生じていることが分かった。

顕微鏡で診ると、心臓の心筋層から心外膜にかけて壊死巣がいくつもみられ、心筋炎や線維化した状態も診られた。心筋線維が不規則に配列されたり、空胞の生じたものもあった。腎臓は全体的に腫れていて、尿細管の上皮が腫脹していた。肝臓は肝細胞が膨化して、細胞の並びが不明瞭になっていた。

前立腺は腺性肥大で、中に分泌物が滞っていたし、睾丸は精細管内に精子が乏しく、支持細胞（セルトリ細胞）が脱落し、ホルモン産生細胞である間細胞（ライディッヒ細胞）もほとんど消失していた。副腎皮質にも変化が認められ、ほぼ全身の臓器に障害が及んでいることが明らかとなった

●自分の尾を噛み切るラット

ラットが攻撃的になったり、逆に刺激に反応しない鬱状態になったりするのは、精神的影響が強いことを示している。本来ラットは大変おとなしい動物で、滅多にヒトを咬まないし、

積極的に攻撃しようとする姿勢など見たこともなかった。また、自分の尾を咬み切るような自傷行為や無反応な鬱状態になったりすることは、精神への強い影響があることを示しており、ヒトにおいても同様な症状が生じる可能性を示しているといえよう。

つまり、自分の体を壊すばかりではなく、他人に対しても危害を加える可能性があるということになる。ドーピングは個人の健康を害するばかりでなく社会的問題でもあるといえよう。

●ドーピング剤のいろいろ

ドーピング剤にはいくつかの種類があって、蛋白同化剤や男性ホルモンの増加を促すホルモン剤、あるいは興奮剤、鎮痛剤、利尿剤などがある。現在ドーピングといえばアナボリックステロイドなど筋肉増強剤をさすことが多い。しかしドーピングが行なわれた最初の目的は、狩猟や戦争の際に闘争意識を高めるために用いられた。

ドープ（dope）という言葉の由来は、アフリカ原住民が祭礼の際に飲む酒やシナップスなどの興奮を高める飲料をさすものであった。

スポーツ競技においても古代ギリシャ時代からいろいろな物質が使用されてきたが、カフェインや、ヘロイン、コカインなど興奮剤が主であった。一九三〇年代には覚醒剤としてアンフェタミン（ヒロポン）が使用された。一九五〇年代以後、筋肉増強剤の使用が主役となり、蛋白同化ステロイド（アナボリックステロイド）がもっとも多く使用されてきた。

男性ホルモンであるアンドロゲンは、テストステロンやアンドロステンジオンなどがあり、男性化とともに筋肉増強作用がある。メチルテストステロンなどは合成した男性ホルモン製剤である。モルヒネやコカインなども競技の苦痛や疲労感をなくすものとして使用されている。これらのあるものはコーヒーやお茶、あるいは風邪薬、漢方薬にも含まれている。

例えば、コーヒーなどは、もしも一度に十五杯も飲めば、ドーピング検査で検知されることになってしまう。風邪薬や漢方薬なども二日も飲めばやはり検査で陽性と出るので、一流選手にとっては、これらを摂取しないように注意しなければならないことになる。

●振り子が振り切れると……

ドーピング検査で検出されるメチルテストステロンは、男性不妊治療にも使われている。このホルモンは男性化と蛋白合成という二つの働きを持っていて、大量に長期間服用すると蛋白合成が進んで筋肉が増強される。ところが男性ホルモンは、本来ある決められた一定量が精巣から分泌されている。そこへ外部から大量に持ち込まれるので、筋肉増強効果が現れる一方で、体はもとの一定量のバランスに戻そうとして、男性ホルモン分泌を抑制しようとする働きを生じる。

この結果、精巣での分泌機能は極度に低下し、睾丸の萎縮をおこす。こうして体内のホルモンバランスが大きく崩れ、男性ホルモンから女性ホルモンへの変換が急激に進むリバウンド現象が生じてしまうのである。男性では無精子症や乳房が膨らむ「女性化乳房」などの外形的症状が現れ、女性ではヒゲが生えたり、声が男性的になったり、性格が攻撃的になったりする。

体内のホルモンバランスは大変複雑な相関関係の上に成り立っているが、これをホメオスタシス（体内恒常性）という。体の中にはホルモンを生産する精巣や卵巣の他に脳下垂体や甲状腺や副腎、膵臓などといった多数の内分泌器官があり、それが勝手にホルモンを分泌するのではなく、それぞれ決められた量のホルモンを分泌して、全体とのバランスを保っている。

どれかひとつの器官が多量に分泌すれば、これを抑制するか、あるいはこれに対応した他の器官の分泌量を増やさねばならないし、さらに他の関連した器官も分泌量を増やすというように、全体が変化しなければならなくなる。また逆にどれかの器官のホルモン量が少なくなれば、これを促進するか、他の器官も分泌量を減少してバランスを保つように変化する。

ドーピングによって男性ホルモンを体外から持ち込めば、精巣からの分泌量を減らして調節するが、それでもバランスが取れなければ副腎皮質が変化して全体的な調節をはかる。副腎皮質から分泌されるステロイドホルモンは性的成熟の促進や糖質の新生、細胞の浸透圧の調節、あるいは病原菌などの外力に対する抵抗を行なっている。

さら副腎皮質は各内分泌器官と連絡し合って、内分泌器官同士の調節役のような働きを担っている。ここでの調整が難しければ、内分泌系全体の最高中枢である脳下垂体前葉へ現状を知らせ、最終的な決定を仰いでいる（フィードバック機構）。それでも調節できない時は、体は恒常性を失い内部崩壊をしてしまうことになる。人体の生理的機能を保つ体内バランスは、常に相拮抗する作用によって時計の振り子のように揺れながら、一定の安定性を保っている。振り子の揺れが小さいほど安定性は強いといえるが、体の外から大きくバランスを崩してしまうと振り子は振り切れてしまって、元に戻らなくなってしまう危険性がある。それゆえ、体内の微妙なバランスを崩すドーピングを安易に行なうべきではないといえよう。

●治療を求めにくる実例

医師の治療を求めてきた患者の中で、比較的多い症例は次のようなパターンを示している。二十歳代後半の独身男性、市販の筋肉増強剤を毎日服用したところ、半年ほどで効果が現れてきたので、さらに他の筋肉増強剤を併用して一年余り経過。この頃にはベンチプレスで二十キロ以上もプラスできて、仲間からは「すごいな」とほめられ気をよくしていた。

ところがそれから三か月位の間に乳房が女性のように膨らみ始め、頭髪も薄くなり、筋力トレーニングでも以前の重量をあげられなくなり、気力も減退してきたので、こわくなって薬もやめたが元に戻らなくなり、医師に相談を求めてきたという例である。

このような症例の患者の場合、治療を施しても元の状態に戻る人はあまりいないという。一度大きくバランスを壊してしまうと、ラットの実験で見られたように内分泌器官ばかりでなく、心臓や腎臓あるいは自律神経系などへも崩壊が進んで、正常に回復することが難しくなることを示しているといえよう。

強壮剤とか精力剤と銘打ったものにもアナボリックステロイドの混入されたものがあるし、筋肉増強剤そのものもたくさん市販されている。しかし、一時の興味や一時的な効果に引かれて安易に使用すべきではないと思う。市民スポーツとして、健康のためのスポーツには、ドーピングは不必要であるということをもっと広く認識してほしいものである。

3 タバコと肺癌

タバコと肺癌の関係は統計的にかなり明らかに示されているし、各方面からいろいろと論じられている。タバコが癌と関係があるのはタバコの煙に含まれているタールに発癌物質が多いからである。タバコを吸い続けるということは、気道にタールを塗り続けていることにもなる。

一九一五年、山極勝三郎と市川厚一の両博士はウサギの耳にコールタールを塗り続けて、世界で初めて実験的に動物に癌をつくった。タバコを吸い続けることは、これを生体実験しているともいえよう。

タバコの量は多いほど肺癌をおこす確率が高くなるわけであるが、これを喫煙指数(ブリンクマン指数)で示し、(一日に吸った本数)×(吸った年数)で表している。喫煙指数四百以上は肺癌発生に影響するハイリスクであり、普通の二倍以上の発生率を示している。例えば、一日二十本を二十歳から三十年間吸ったら二十×三十＝六百となる。統計によれば喫煙指数六百以上の人では通常の五倍、八人に一人が肺癌になっている。

私は実験的に肺癌がつくられるかどうかを調べる目的で、ラットにタバコ煙を吸入させる実験を行なった。週五日、一日三十本を一年間継続した。しかしこの条件では癌はおこらなかった。

次に大気汚染物質である二酸化窒素を10ｐｐｍの濃度で毎日吸入させ、同時に先の条件でタバコ煙を吸入させたところ、八週後から肺の細胞に異常な増殖がおこった。この増殖巣は十六～二十週後に最も多く、肺のあちこちにみられ、今にも癌細胞になるかと思われた。しかし癌化するまでには至らず、三十六週までにほとんどは肺炎をおこして死亡してしまった。

そこで、このような増殖巣のできたラットに、癌をおこすことのない微量の発癌剤を投与したところ、高率に癌が発生した。つまりタバコだけでは癌はなかなか発生しないが、他の大気汚染物質のいくつかが複合的に影響すると、癌をおこす確率が急速に高まることが考えられる。

殊に車社会におけるディーゼル排気ガス、アスベスト、オゾン、二酸化窒素などの含まれた大気を吸いながらタバコを多量に吸い続けることは、癌になる可能性をますます高めているといえよう。

ここで癌はどのようにして発生するか考えてみよう。

人は生まれながらにして誰もが癌になりうる遺伝子を体の細胞中に持っていることが知られているが、この発癌遺伝子は免疫機構などにより普通は発癌せず、休眠状態に抑えられているため、癌にならずにすんでいる。

ところが発癌物質などによって眠りが覚まされるとこれが癌になるのである。ヒトの細胞は六十兆個位あるが、この細胞は次々と分裂して、一個の細胞が二個の細胞になる時、遺伝子は正確に写しとられて、全く同じ遺伝子を引き継いでいく。この転写の際に写し間違えて癌化させてしまったり、あるいは眠っている発癌因子の眼を覚ましたりして癌をおこすのである。

この転写ミスは年齢とともに増加するし、転写ミスを発見して処理する力も弱くなるので加齢に伴って癌がおこりやすくなるのである。通常この癌化因子を持った一個や二個の細胞は抑え役によって消滅させられてしまうが、癌化への「ひきがね」がひかれてしまうと、どんどん増殖しはじめる。十年もすると癌細胞は十億個位の塊に発育する。この塊で癌細胞の分裂回数は三十回位であり、約一グラムの重さがある。

癌細胞はある一定の大きさになるまでは、発生した臓器の細胞とよく似た形をしているので発見されにくいが、一グラム位の塊になると癌細胞としての姿を現わしてくる。そしてこれ以後は急速に増殖して、二、三年の間に巨大な癌の塊になってしまうし、さらに体のあちこちに転移して全身に広がっていくのである。

タバコを吸うと気管支の表面の上皮細胞が壊されるが、これは再生によって修復される。

この修復は予備の未分化細胞の分化による。ところが未分化細胞はどんな種類の細胞にもなり得る細胞であるから、発癌物質の影響があれば癌細胞に分化しやすい。

また細胞が次々と分裂するので、遺伝子の転写ミスの回数もそれだけ増えるわけで、短期間に発癌化する細胞も多くなることになる。大気汚染が進むと肺癌が増加するのも気管支や肺の細胞が壊され、それが細胞分裂して再生されるからであるといえる。またタバコの中の発癌物質が、発癌遺伝子の「ひきがね」役にもなっているのである。

なお、タバコは肺の入口に近いところを障害する傾向があるため、肺癌のうち肺門部にできやすい種類の扁平上皮癌を生じやすい。近年、男女の職域がなくなったことから女子も工場や道路など汚染大気の中で働く人が増えたことや、喫煙者の増加によって比較的若い女子にも肺癌患者が増加している。もともと肺の末梢部に発生しやすい肺腺癌が女子には生じやすい傾向があるので、肺門部の扁平上皮癌を増加させることは、ますます肺癌発生の確率を高めることになるので考えるべきであろう。

タバコの影響は肺癌ばかりではなく、膵癌、胃癌の原因にもなり、さらには心臓病や妊娠時における流産や早産の原因ともなっているのであるから、量と年齢と体調を考えて、ほどほどに嗜むことが賢明であろう。

4　地球環境問題を考える

●科学の発達と環境破壊

環境問題は古くからあり、そしてまた新しい問題でもある。現在、環境破壊が急速に進んでいるのは、科学の発達があまりにも早く進み過ぎ、その利点ばかりが先取りされてしまっているからである。経済性、便利、楽ばかりが優先されて、そのための弊害は目をつぶって見逃されてきたことと、どのような影響が生ずるか確認できるだけの期間を待たずに利用をすすめてきてしまったからである。現代科学の発展、殊に物理、化学的な応用技術は急速に発達している。その恩恵は計り知れないものがある。しかし、それに劣らぬほどのツケもあるといえる。薬に副作用がつきものと同様に科学の発展にも副作用があるのである。

かつて、環境は急激に変化しない、安定した巨大なものと信じられていた。昔は汚れものは水に流してしまえば、いずれ浄化してくれると思われていた。殊に煙のように空中に放ってしまったものは目に見えなくなってしまえば、それで「事は済んだ」と思われていた。しかし、いくら水や大気のように許容量の大きいものであっても、限られた範囲というものがある。そしてまた、巨大であるがゆえに、ひとたび調節を狂わし始めると元にもどすことも容易ではない。

●環境汚染物質と発癌

身近なタバコの実験から環境問題を考えてみたい。ネズミ（ラット）に喫煙させて癌が発生するかどうかを調べる実験である。両切のハイライトを一日当たりヒトの四百倍から二百倍吸わせて一年間飼育すると、吸い始めて一か月位までの間に肺炎で何匹かは死ぬ。

しかし、生き残ったラットは一年間吸わせ続けても肺癌の発生をみなかった。そこで、大気汚染物質といわれる二酸化窒素（ＮＯ２）やオゾン（Ｏ３）も吸わせてみた。二酸化窒素は10ｐｐｍ、オゾンは０・５ｐｐｍで、いずれも環境基準濃度の二百倍以上である。結果は肺炎で死亡する数がタバコよりも多いだけで、肺癌はできなかった。両者ともに異常な細胞は出現したが、癌にはならず縮小してしまったのである。そこで、今度はタバコと二酸化窒素、タバコとオゾンというように重複して吸入させてみた。

タバコと二酸化窒素を吸わせたラットは八週間後から異常な細胞が肺に殖えてきた。癌組織になりそうな形状をしていたので興味深く実験を続けた。しかし、二十週以後だんだん普通の細胞に近づいてしまった。タバコとオゾンをともに吸わせたラットには、もっと早く四週間後に異常な細胞が出現した。二酸化窒素との重複ラットと違って、すぐにも癌になりそうな形状をした細胞の並び方をしていた（扁平上皮化生という）。

この扁平上皮化生や異常細胞の出現は二十週後にも、三十六週後にも認められた。しかし、同時にそれが縮小して繊維化した部位も見られ、結局一年後にも癌という組織は見ることができなかった。これら一連の実験結果からいえることは、

①タバコだけでは癌にはならない。

②タバコや二酸化窒素、オゾンなどいくつかの発癌物質の複合的影響を受けると癌が発生しやすい。

ということである。

●喫煙と発癌

タバコの影響については肺癌患者の喫煙調査によって、一日に吸う本数が二十本以下の人と二十本以上の人のグループで極端な差があることが分かっている。たぶん一日二十本以内の喫煙の場合は、肺に入ったタール類が睡眠中に処理されてしまうのであろう。二十本以上の場合は処理能力を越えていると考えられる。

つまり、二十本まではその日のうちに肺のクリーニングを終え切れるのに、二十本を越えた本数分は翌日まで残業しないと処理されないのであろう。だから残業分が常に肺を障害し発癌率をぐんと高めていると考えられる。

●汚染物質の複合影響

ヒトの場合ネズミと違って、車の排気ガスや工場の排煙あるいは空中の細菌類までいろい

ろの影響因子が加わってくる。言い換えれば、常に複合影響を受けているわけで、これらの影響条件によって発癌率が異なると考えることができる。この複合影響は環境汚染の程度によって左右されるわけで、ネズミの実験で分かるように、いくつかの発癌因子が同時に与えられると加算された影響ではなく、乗算された影響を生じ、発癌率が急に高まる。

大気中の汚染は呼吸器系の疾患を確実に増加させているが、農薬や食品添加物も環境を汚染し、種々の難病を増やしていると思われる。

●農薬の環境汚染

野菜を生産している農家では、自宅で食べる分は消毒しないという。市場に出すものは、しばしば殺虫剤を散布しないと、見てくれのいい物ができないので、やむなく何度も繰り返し行なうことになってしまうとのこと。しかも、同じ農薬を繰り返すと効果がなくなるので、異なった農薬を使用しなければならないが、栽培している本人は恐ろしくて食べられないという。

これらの使用された農薬は食品とともに体内に取り込まれるばかりでなく、土地そのものにも蓄積されていくことが予想される。また、川や海へ流れたものもぐるっと回って、魚介類に蓄積され、食品として体内へ取り込まれることになるのである。

●環境汚染と自己免疫疾患

近年、春になるとスギ花粉症で悩む人が異常に多くなってきた。このいわゆるアレルギー症は、かつては騒がれたこともなかったものである。この症状はスギの木の多い山間の人に多く発症しているわけでもなく、都市郊外のスギ林の近くに住む人たちに多く見られている。今、どうしてスギ花粉症が増加してきたのか。

スギの花粉の性状は昔も今も変わっていないが、ヒトの体の方がアレルギー症状をおこすように、変化してきてしまったのである。なぜ変化したかは環境因子の変化によると考える以外ないと思われる。

昔と違って増えてきた疾病に膠原病がある。これはいわゆる自己免疫疾患であり、自分で自分の体に害をおこす物質を体内につくってしまう疾患である。癌も細胞の異常な増殖であるから、これも体内の防御系の失調が原因であると考えることができる。

農薬、工場廃液、汚染大気あるいは抗生剤を始めとする薬剤、あるいはまた、ストレスなどが複合的に生体に作用して、自律神経を失調させ、内分泌系のバランスを壊し、免疫機能を狂わせて、原因の明らかでない難病を増加させているように思われる。

体は部分部分で生きているわけではない。全身の協調の上に成り立ち生きているのである。どこかほんのわずかな一部分がリズムを狂わしても、いずれは全身の器官に波及して、全体の機能を狂わすのである。

●自然破壊の影響

自然界もまた一部分で成り立っているのではない。木をあまりに切り倒せば、その地域の自然の均衡が壊れる。それはその地域にとどまらず、昆虫や動物や地形にも、気象にも変化を及ぼして、ついには地球全体に狂いを生じさせることになる。今や、地球は一国やひとつの大陸だけの問題ではない。地球はひとつとして考えねばならない時代である。あまりに破壊が大きく、持続的であるがゆえに修復が追いつかないのである。

隣の国の工場排煙が海を越えて降り注いだり、地球の反対側の砂漠化が気象の変化をおこし、自然を変えてしまう。まさに地球規模の環境保護が大切な時である。ヒトは部分で生きるにあらず、地球も地域だけで成り立っているのではないのである。

●地球環境を守るために

では、これらの環境破壊を阻止するために何をすべきか。

第一にしなければならぬことは、もっと自然の力を利用した科学を発達させることである。火力発電はやめて、ソーラーシステムを改良して、もっともっと太陽熱エネルギーを効率よく利用できるよう工夫すべきである。電気自動車の利用も本格的に考えるべきである。太陽光には、電気の光とは異なった特殊な成分が含まれているように思えてならない。

例えば稲の収穫は、刈り取り、脱穀を同時に行ない、あっという間にモミにしてしまう。モミはその日のうちに強力な乾燥機によって規定の湿度まで乾燥され、続いて籾すりされて

二、三日で玄米になってしまうのである。
ところが二十年位前には、稲刈りのあとオダ掛けして三、四日太陽光に当てて十分乾燥し、それから脱穀、籾すりをして、ようやく玄米になったものである。こうしてでき上がった新米は、機械乾燥した新米に比べて、香りも味もずっと優れている。食べてみて違いがすぐ分かる。

落花生なども同様に自然乾燥のものは香りよくおいしいが、機械乾燥のものは味がボソボソして、どこか機械の匂いさえするような気がして、食べてみるとすぐに分かる。果物なども太陽の下で完熟したものは、えも言われぬ甘味がある。しかし、ハウスでつくられ、年中食卓に並べられるトマトなど味気ないことこの上ない。

将来の野菜も果実も室内で機械によって栽培されるようになるであろうが、太陽の光に一度も当てないでつくられたものは、何かしら欠如しているものがあるように思えてならない。栄養素として必要なある種のものが欠けていて、長い期間にはそれが新しい疾病を引きおこすことになりはしないだろうか。もっと太陽そのものを利用する方策を講じるべきであると思うのであるが……。

野菜に散布される農薬を減らすには、消費者の意識改革も大切である。少し位虫食い穴がある葉っぱの方が、安全であることを知るべきである。真っ直ぐなキュウリは虫にも風にも当たっていないのである。生長しつつあるものは風に吹かれて葉に触れても、虫が一部かじっても、その刺激で曲がったキュウリやナスができるのである。曲がっている野菜の方が自然であるといえる。農薬まぶしの野菜類を食べたくなかったら、見てくれのいいものを選ぶことをやめるべきである。

木の保護については、小さな力であるかも知れないが、屋敷林の保護を訴えたい。大きな木の枝を切り取って、こじんまりとした庭木として手入れしてしまうより、なるべく自由に枝を広げさせるようにすること、なるべく木を自然の形で茂らせるようにしてほしいものである。空地も木や草をなるべく植えることである。草木を生やすことは昆虫や小動物を殖やすことにもなる。

寺社や神社などの木はできるだけ切り倒さないよう努めるべきである。休耕地などはカエルや昆虫の生活の場として、自然に草の生えるままにしておく方がよいと思う。

ゴミ問題は再生技術を研究するとともに、ゴミ処理料としての先取り料を高くすべきである。そして回収に際して、その先に取っていた料金を返却すればよい。

例えば空缶は一本五十円位の回収料金を先取りすればよい。ビン類も中味の三分の一位の回収料金を定価に含めればよい。新聞は古新聞と交換でなければ新しい新聞を買えなくするか、古新聞のない時は二倍の料金を取られるようにしたらどうだろうか。これ位の大改革をしなければ、地球は守れないと思うのだが……。

ともかく、自然を壊さないようにする研究をもっともっと多角的に必死でやるべきである。壊してから直すより、壊さぬように努力する方がたやすいことは明らかである。自然を壊さぬための研究をする企業には、もっともっと国は資金援助をすべきである。その援助資金は壊している企業から取ればよいし、また、金余りの会社から借りるのもよいのではなかろうか。

地球を守り、人類を守るためには、地球はヒトも動植物も水も大気もひっくるめて、ひとつとして成り立っているということを、強く認識しなければならない。ヒトが一部の器官で生きているのではないと同様、地球は宇宙の中のひとつの地球として成り立っているのである。生きている地球を殺さぬように、もっともっと、ひとり一人の自覚が大切である。

第4部　お米は元氣のもと

1　田植え

瑞穂の国、日本も二十一世紀を歩み始めた。今や日本は稲作の国というより、工業国といった方が適当だといえる。しかし、我々の年代までは、まだ米づくりの精神が生きている者が多いであろう。日本の農業はこの半世紀の間に大きく様変わりしてきた。が二十世紀から二十一世紀へとわが家の稲作は、ともかくも続けられようとしている。

私は小学校に入る前から田植えや稲刈りなどの農作業を手伝わされてきた。その手伝いの中で米づくりの資質が養われてきたのだろう。振り返ってみると、わが家の米づくりもまた、時代とともに変化してきたといえる。そこで、二十一世紀の米づくりを始めるに当たって、この五十年ほどの稲作の様子について思い出しながら記してみたいと思う。

小学校の頃（昭和二十〜三十年代）には農繁期休みというのがあって、田植えの時期に合わせて一週間ほど学校は休みとなった。その頃の農家は勤め人が少なく、八割以上が農業で生計を立てていたので、田植え期は最も忙しく、子供の手助けも必要としていたのだ。

実際、私は小学校に上がる前から何らかの手伝いをさせられていた。農繁期休み中は毎日田植え作業の手伝いで、夕方にはヘトヘトになるほど働いた記憶がある。

田植え作業は苗づくりから始まる。その頃の苗づくりは水中苗代であった。水を張った田に少し土を盛り上げて苗床にし、そこに発芽しかかった籾を手で播いた。すぐに竹箒に水を含ませて籾の上からたたき、泥土にもぐらせて覆土とした。これを保温のため油紙で全面的に覆って発芽を待った。

当時、田植え期は五月の半ば過ぎからで、最盛期にはよく雨が降った。しかし、一か月ほど前に播いた苗はちょうど植え時になっている。少し位雨が降ろうと田植えは予定通り行なわれる。苗取りの人、植え手の人、それぞれ近所に頼んであり、総勢七、八人がくる。

私の役目は苗打ちである。苗取りは一般に男が担当する。苗は手で持ち切れるほどの量をひと束にしてワラで結んである。これをリヤカーに積んで田んぼまで運び、植え手の後方に投げ入れていく。植え手はほとんど女の人たちである。一人前の幅（およそ一間位：百八十センチ位）に七株を植えながら後にさがっていく。

苗打ちはこの植え手のひと束の苗が、ちょうど植え終わった頃に次の苗のひと束が、手に取れるところに苗打ちすることが大事である。手にある苗が植え終わった時に、次の苗がずっと後方に離れていて、すぐに取れなければ「苗が足らないよ」と要求される。たくさん投げ入れておけば、植え手がいちいち後方へ苗を送らねばならなくなるので、仕事の能率が落ちることになる。「多過ぎるよ」と文句をいわれる。

畦から投げ入れるのがめんどうでなくていいのだが、遠くなればなかなかうまく投げ入れるのはむずかしい。田の中央部には苗を運び入れて歩き回りながら分配していく。いずれにしても程よい間隔で投げ入れるのはなかなかむずかしい。植え手の癖を見抜かなければならない。間隔狭く植える人、ひと株の本数が多めの人など、それによって投げ入れる間隔を調節する必要があるからである。

毎年、私はこの苗打ち役を担当したのだが、ようやく慣れた頃には田植えも終わりとなる。しかし、毎年この時期、苗打ちに走り回ってヘトヘトに疲れて辛いのだが、でも、一人前に自分の役割を果たすことのできた充実感を味わっていたように思う。

その後は、農業の機械化によって田植えも様変わりしてきた。苗づくりも水中苗代から陸《おか》苗代《なわしろ》に変わり、畑で苗づくりがされるようになった。ビニールでの保温ができるようになったことにもよるだろう。

中学・高校・大学時代はこの陸苗での田植えであった。相変わらず大勢での田植え風景が続いていた。田起こしや代かけは耕運機の出現によって楽になったが、田植えは依然としてヒトの手によっていた。

田植えは日本の自然の根幹であると思う。日本の民族性を培ったといっていいだろう。私は田植えによって、今の私の資質が形成されてきたと思っている。自然にもまれ、育てられ、ゆずり合いながらヒトは生きるべきであることを教えられてきたと思っている。

今も稲作は続けているが、近隣の稲作はほとんど機械化されて、かつての田植え風景や収穫作業は見られなくなった。そして、米づくりの変化とともにヒトの生き様も変ってきたように思えてならない。かつての米づくりがどのように変ってきたか、今のうちに書き残しておきたいと思う。

2　稲刈り

米づくりで一番楽しいのは何といっても収穫期の稲刈りである。農業の手伝いで、最初にさせられたことは稲刈りの手伝いであった。秋の稲刈りの頃は、台風さえこなければ天候はいいし、田の水もほとんど干上がっていて作業がしやすい。

殊に鎌を持っての稲刈りはリズムが快適だ。稲を掴む、鎌を払う、ザッ、ザッ、ザッ、稲株を刈り取る音の響き、そして束ねる、稲束を置く。きちんと並んだ稲束と稲株。まさに田園交響曲である。リズミカルに調子よく身体を動かし、耳で愉しみ、目で愉しむ、稲刈りは名曲であり、名画であると思う。

稲刈り作業は近所の人と協力してやることが多かった。「結《ゆ》い」のかたちで、お互い行ったり、来たりの手伝いをして稲刈りをした。例年、馴染みの人たちの何人かが手伝いにきた。みな藁《わら》束を腰に背負っている。この藁は前年の藁で、これで今年の稲を一把ごとに束ねるのである。束ねやすいように腋葉をすくって、茎の部分を打ちつけたりして、少し軟らかくしてある。

稲株は手の届く七、八株ほどをひとりで受け持って、片手で握れるほどを刈り取ると一度下に置く。次いで、もう一度片手いっぱいを刈り取ると、先に置いた分と合わせて一把とする。前の分と後の分はほんの少し交叉して束ねる。こうすると後でオダ掛けに掛ける時、挟み掛けにするのに楽だからである。束ねるのは腰につけた藁を五、六本引き抜いて、根元に近い部位で束ねる。

ザッ、ザッ、ザッ、軽快な音を響かせて、みな揃って刈り取っていく。実に爽快だ。

●オダ掛け

私は稲刈りの方が好きなのだが、子供や男手は普通オダ掛けを担当する。オダ掛けというのは、はさ掛けのことだ。一間ほど（二メートル位）の短い竹を足に組み、一本成りの長い竹を横に渡し、それに稲束を掛ける。足組の竹は横竹の端の部位では三本を使って三点支持の形で組む。中間部では適当な間隔で、鋏のように二本で支える。ひとつの田の稲束は、田の縁に沿って、ぐるりと囲むようにつくるとほぼ全部が掛けられる。稲束がさらに多ければ、中央部にもう一列つくる。刈り取った稲束をオダ掛けまで運んで、一把、一把はさみ掛けにする。一枚の田の稲刈りが全部終わって、最後にオダ掛けがぐるりと田を囲んでいるのを見ると、ほっとひと息つく。ひと仕事終えた安堵感がある。

●稲運び

稲刈りが終わってもこれでお米ができ上がったわけではない。オダ掛けの稲は晴れの日が三日も続けば、ちょうどよく乾燥している。程よく乾燥したところで、オダ掛けから稲束をはずして取り込む。稲束を田から自宅の納屋まで運び込む作業である。

まず、束ねるスゲワラを昨年の藁でつくる。これは六、七本の藁を二組手にして、藁の先の方で結んで、一本の一メートル余りのヒモにする。このスゲワラで十把ずつ束ねて、その大束を運ばねばならない。子供の頃はこの大束を天秤棒で担いで、くろ（畦）の上を歩くのが辛かった。また、稲をリヤカーに積み上げて、でこぼこ道を引いて運ばねばならなかった。

それに、晴れた日はいつも三日間続くわけではない。乾いた頃に雨が降りだしそうになると急いで取り込むことが多かったので、急げ、急げと母に叱られながらやることとたびたびで嫌だった。リヤカーで運ぶのがとても間に合わないような時は、田んぼに積み上げて稲叢《いなむら》にした。後日、晴れ間を見て運び込むわけである。

オダ掛けによる自然乾燥は雨が降り続けば、晴れるまで濡れたまま吊り下げておく。もう少しで乾きそうな時に雨に会ってしまえば、またさらに三日も四日もそのまま置いて乾くのを待つ。秋の長雨で二、三週間オダ掛けのままのこともあった。それでも太陽の光に当てて、自然乾燥したお米は湿度も程よく（十五パーセント前後）、ごはんが実においしく食べられる。やっぱりオダ掛けによる自然乾燥が一番である。

●稲こき（脱穀）

稲こきは小学校の頃までは足踏み脱穀機で一把ずつ脱穀していた。足でペダルを踏んで、金属のツメの付いた樽状の筒を回転させ、そこへ稲の穂先を突っ込んで籾をこそぎ落とすのである。ちょうど宮澤賢治の詩のように、ワオン、ワオンと大きな音を立てて稲こきをするのである。これは時間がかかる。最盛期には朝から晩まで、ワオン、ワオンである。

稲こきはよく手伝わされたが、子供には危険も伴う。うっかり回転している中へ手を引き込まれたら、指がちぎれたり、肉が裂けたりしてしまう。親には再三注意を受けた。それにこの作業はホコリっぽい。稲のノゲが飛んで、鼻から口から吸い込まれるし、身体中がチクチクと痛痒くなる。中学頃からは発動機やモーターによる脱穀機になって、足で踏まなくてもいいようになった。しかし、ホコリっぽいことにおいては同じであった。

こうして脱穀した籾は、その後冬にかけて、毎日筵《むしろ》に広げて天日干しをして、最終的な乾燥をした。

それから籾摺りをして玄米に仕上げて、やっと新米のでき上がりとなったのである。ともかく、私の小中学校時代の米づくりは一年間をかけていたといってよい。

●籾干し

脱穀した籾は、晴れの日の続く冬期に筵に広げて乾燥した。庭一面に敷いた筵に籾を小分けして、手で均一になるように広げるのである。母は毎朝、毎朝、這いつくばるようにして籾を広げていた。

その頃の私の担当は筵の下に敷く藁を地面の上に一面に広げる役と、夕方にはその藁を掻き集めて、夜露に当たらないようにすることであった。藁を広げたり、集めたりは二メートルほどの一本の竹竿を使っていた。わが家は庭が狭かったので、畑を籾干し場にしていた。朝、学校へいく前に藁を広げて、その上に筵を一枚、一枚並べて敷くのが日課であった。籾を詰めた南京袋を母と二人で運ぶこともよくやった。

夕方は藁を掻《か》き集める作業を忘れないようにすることも大事であった。時々、学校から帰ったあと遊びに出かけて、ついつい遊び惚けて、夕方遅くなってから掻集めることもあった。たまにはすっかり忘れて、夕食の時に母から「藁、集めたっぺね」と確認されてから思い出して、叱られて掻き集めにいったこともある。そんな時はもう霜が降りていて、夜空には冷たい星がいっぱい輝いていた。

●籾摺り

乾燥した籾は玄米に仕上げるために籾摺りをした。近所の農家に頼んで籾摺り機を運んできてもらって、一日がかりで行なった。わが家には籾摺り機がなかったので、籾摺り機とそれを操作できる男の人とともにきてもらった。ほとんどの場合、その家の夫婦が手伝いにきてくれた。作業場に籾摺り機を設置して、金属製の杭で固定して、筵を敷きつめ、大がかりで作業した。籾を運ぶ者、機械に籾を投入する者、機械の下から排出される玄米をかき出す者、米選機にかけて良質米を選別する作業や俵に詰める者などなど、一連の仕事が忙しくたくさんあった。

子供もみな、役割分担があって、籾殻を掻き出したり、袋の口を押さえたり、米選機の下の屑米を袋詰めしたりと、誰も彼ものんびりできる者はいなかった。

機械担当の人は気がぬけなかった。発動機の調子を見る。籾摺りの状態を調べて、玄米の出来具合を見る。籾摺りローラーの調節をする。米選機の調整をするなど、全体の作業状況を常に調べていなければならなかった。籾が詰まったり、モーターのベルトが外れたり、順調に作業が進まないことがたびたびあった。それにまた籾殻から飛散する小さなノゲが鼻からも口からも首からも入り込んで、喉はイガラッぽいし、体中がチクチクした。当時、私はこの籾摺りが一番嫌だった。

それでも、でき上がった新しい玄米は、キラキラとつやがあって、手にすべすべとして気持ちよく、新米完成の歓びに満ちていた。

●お米の味

近頃の稲の収穫は、ほとんどがコンバインで刈り取り、脱穀される。乗用タイプのコンバインは稲株を一斉に刈り取り、連続的にすぐ脱粒し、籾は次々と袋に詰められ、自宅に運ばれる。また、藁は細かに切断されて、田んぼに撒かれてしまう。

運ばれた籾は生のままなので、備えられている乾燥機に貯えられ、その夜一晩がかりで乾燥される。乾燥度は自動調節により設定された十四～十六パーセントの湿度に仕上げられる。翌日は隣接して設置してある籾摺り機に自動吸引されて、これまた簡単に籾摺りされ、米選され、良質の玄米が袋に詰められる。あっという間に新米のでき上がりである。機械装置の発達によって作業は楽に、しかも短時間に完了してしまうのだ。

しかし、この新米は味気ない。手をかけていない分だけうまくはない。最もよくないのは太陽の光に当てて、自然乾燥していないないということだ。太陽の光が最後の仕上げをして、いわばお米を完熟させてくれていないといえる。最後の仕上げを省略した米は不完全食品と同じである。お米としての風味に乏しい。味がしっくりしない。香りもどこかもの足りない。

殊に機械乾燥したものはどことなく機械の臭いがする。やはり太陽の光に当てて、自然に委ねて乾燥したお米が最高なのである。コンバインで刈り取り、機械乾燥している農家の人たちも、このことはよく分かっているのだが、不本意ながらも楽な方を選んでしまっているのだ。私でさえ供出する分はライスセンターに依頼して、機械仕上げに任せてしまっている。自分の家で食べる分だけ、自然乾燥仕上げをしているというわけだ。

近頃お米は穫れ過ぎて困ると毎年いわれている。減反政策によって休耕している田がたくさんある。そのくせ農家の人は効率よく増収しようとしている。単位面積当たりの収穫量を増やす努力をいろいろとしているのだ。機械を使って楽に作業を進め、化学肥料をどんどん大量に施す。そして、農薬をまぶすほど大量に撒く。こうしてまずい米をあり余るほどつくり上げているのだ。

稲と正直に向き合い、愛情込めてつくっていない。まずい米になるのは当然であり、米食をする人が減るのも当然である。単位面積当たりの収穫量が少し位減っても手間をかけて、おいしいお米をつくるべきである。足らなくなったら減反などしなければよいのだ。食は国の基本、お米は日本国のいのちだと思うのだが。

3　田耕《たうな》い

現在のわが家の田は、最も広い約四反歩（約四十アール）を筆頭に五枚、総面積約一町四反歩（約一・四ヘクタール）ある。これは昭和四十年代中頃に耕地の区画整理が行なわれて、田畑を大区画に整理し、農道や用水路を整備したからである。それ以前は小さな田があっちこっちに散らばってあって、一町歩（一ヘクタール）余りの面積で二十数か所にも分かれていた。小さな田があっちにもこっちにも分散してあったということだ。

田の土の性状も一様ではなく、土が固めでしっかりしている高田から、土が軟らかく水深も深い深田までいろいろであった。殊に深田は「谷《や》」といわれ、泥が深くて田植えには苦労した。わが家にはそんな深い田が三枚もあって、その田のことを水深《みずぶか》と呼んでいた。

わが家の田はまた、地の利のよくないところにあるものが多かった。というのは取り付け道路がなく、その田へ入るには隣り合わせの田を仕切る細い畦（この地方では「くろ」といっている）を歩いていくしかないものが多かった。そのため当時、荷物などを運ぶために最も一般的に使われていたリヤカーで直接田までいくことができなかった。苗を運ぶにも稲を運び出すにも不便であった。離れたところから背負ったりして、くろを歩いて運ばねばならなかった。天秤棒を使って運ばされることも多かったが、その頃の私には肩が痛くて辛かった。

その当時、わが家には水深用に一艘の伝馬船があって、水の多い時はこの小船を使って運んだ。しかし、自分の田へいくには他人の田を通っていかねばならないので、例年田植えの遅いわが家では船もあまり利用できなかった。秋の収穫期には台風の後など伝馬船で随分稲を運んだ。いずれにしても人力による農作業が主で、時間もかかり、楽な仕事ではなかった。

田植えの前には春の田耕い（田起し）をして準備しなければならないが、この頃は田に水が入っている。耕運機が使えるようになって田耕いも楽になったが、水の深い田を耕すのはひと苦労であった。耕運機が小さいこともあっただろうが、水深などは動かなくなったり、車輪が空回りしたりして進まなかった。仕方なく耕運機を必死で押してやった。田は深いし、足はとられるし、全身泥まみれで、実に腹立たしかった。

田植え直前の代かけ（代掻き）ではもっと大変なこともあった。よく雨が降るし、水は多いし、どろどろの泥田を平らに均《なら》らす作業だから、耕運機を押す自分の顔は耳の中までも泥だらけであった。

高校時代にはこんなことをやっていては勉強どころではなかった。でも、母に手伝えといわれれば、嫌とはいえなかったし、責任を持ってやるのが当然とも思っていた。田んぼ中を耕運機を押したり、引きずられたりしながらはいずり回り、何度も耕運機をどなり散らしたりして、まるで格闘でもしているかのようにやるのが例年のことだった。

また、この代かけだけは隣の田が植え終わる前にやり終えねばならなかった。他人の田を通っていかねばならなかったので、田植えがすんでしまってからでは、自分の田へ耕運機を入れることができなくなってしまうからだ。

しかし、こうして泥田をはいずり回ったお陰で、私は足腰が相当に強くなったといえるだろう。歩くことに関しては誰にも負けぬほど速く、いくら歩いても疲れを知らない。その後のヒマラヤトレッキングでも足だけは自信があった。当時はカンシャクをおこして耕運機に当たり散らしていたが、今にして思えば感謝しなければならなかった。それに仕事を言い付けた母にもお陰様でと礼をいわねばならなかった。

田耕いは田植え前ばかりでなく、稲刈りの終わった秋にも行なう。この時期は水もなく、耕運機での田耕いは楽なものだ。田耕いは耕運機に引かせた鋤で土を返していく。刈り取りの後の田には稲の切り株がきれいに並んでいる。その一列に並んだ切り株をくるりくるりと、土とともにひっくり返していく。田の長さは約百メートル、これを行ったり来たりの往復で土をおこしていくのだ。

土おこしをしたところは、幅三十センチほどの溝ができているが、そこへ片方の車輪を走らせて、その溝へ鋤で土を返していく。溝へ車輪がはまった状態で耕運機は進んでいくので、あまり左右への蛇行はしない。ひたすら耕運機の後を歩けばよいのである。耕運機のエンジン音が単調に鳴り響いているだけだが、頭の中はいろいろと思いを巡らせることができる。くるりくるりとひっくり返っていく土は黒々として、新鮮で土の匂いがする。

土の中からは時々ケラが転がり出てきたり、早々と冬眠に入ったカエルが起こされてしまって、迷惑そうな顔をしていたりといったハプニングもある。

もうひとつ、田耕いをしていると、必ずやってくる小鳥がいる。頭と背が黒く、腹の白い、そして尾のやや長めのセキレイである。土が起こされるとミミズや小虫が飛び出てくるが、それを狙ってやってくるのである。どこで様子を見ているのか、しばらくすると間違いなく飛んできて、耕した後をついばんでいる。先に飛んでくるのはいつも必ず頭の黒が濃い雄の方である。

セキレイにとっては、土を起こしてからなるべく早い方が、虫をとれる確率が高いはずだ。時間が経てば虫たちは土の下へ逃げ込んでしまう。だから耕運機の走ったすぐ後でエサをついばみたいのだ。しかし、人間は恐ろしい動物であることは十分知っているので、やたらに近くまでは寄ってこない。飛来したては、ずっと遠く離れて虫を探しているが、そのうちだんだん近寄ってくる。私の様子をチラチラうかがいながら、あわてて虫をつついている。やがて危険でないと察すると、すぐ後でついばむようになる。

この頃になると遅れて、頭の黒味が淡い雌がやってくる。そして二羽でせっせと虫探しをする。この番《つがい》のセキレイは、いつもまったく同じ順序でやってきて、同じ光景を見せてくれる。だから私は田耕いを始めるとセキレイの番がいつ飛んでくるかと心待ちにしている。最初に雄が飛んでくるとほっとする。そして次はいつ雌がくるかと注意している。二羽が揃うと、今年もまた会えたな、とあいさつする。これは毎回のことである。

そのほかにもモズがさっと飛んできて、たぶんケラなどをくわえていくのだろう、さっときて、さっと飛び去っていく。

くるり、くるり、田んぼは黒々とした土に若返っていく。行ったり来たり、耕運機のうなり音を立てての田耕いは、単調でありながら楽しいものである。

耕運機のなかったもっと昔は、マンノウ（万能）鍬で田耕いをしていた。小学校五、六年の頃からは、秋から冬にかけての田耕いを私も手伝ったことがある。マンノウでの田おこしはひと鍬、ひと鍬人力で土をひっくり返していくのである。このマンノウは鍬と違って、土がぴったりくっつかないように、五センチ位の幅で柵状にできている。これを振り上げ、振りおろして、土を引き起こしていくのである。

ひと鍬、ひと鍬土を引き起こしていくとドジョウが飛び出てくることがある。父はバケツを持って行って、出てきたドジョウをつかまえて帰って、ドジョウ鍋にして食べていた。私もドジョウがとれるのが楽しみで、マンノウとバケツを持って出かけたものである。当時はドジョウがいっぱいいたので、結構とれた。よく見ると、ドジョウがもぐっているところには、土の表面に鉛筆の太さほどの小さな穴があいている。この穴を見つけた時には、注意して土を返せば、ドジョウが転がり出てくるし、見逃すこともない。

穴がもっと大きなゴルフボール位もある時はザリガニである。ザリガニはこの穴の口を泥で盛り上げて、塞いであることもある。穴の深さは三十センチ位、時には五十センチ以上のこともある。ザリガニはこの穴の底に潜んでいる。穴の底には少し浸れるほどの水が溜まっている。ザリガニはこの穴の底で冬を越しているのである。マンノウで土を引っくり返すとザリガニは転がり出てきて、怒ってハサミを振り上げて威嚇する。威張っていても手で脅かすと仰向けにひっくり返ったりして、それでもハサミを全部広げているのがこっけいで楽しんだものである。

土を耕せば、そこに生息している小動物と触れ合うことになる。ケラやミミズも出てくる。カエルもいる。タニシもいる。土や水に棲む生き物と接することによって、自然の仕組みを知る。生き物との共存もおのずと知ることになる。

稲作をするということは自然と深く関わるということである。稲の生長を見守り、そこに関わる草や虫をよく知り、天候に応じた自然の変化を知ることとなる。稲から自然の仕組みを知り、ヒトも動植物とともに、自然界の巡り合わせの中にいることをおのずと知ることになる。

巡り合わせの一部を歪めれば、全部が歪んでくることが分かる。自然の流れの中で無理なく、より良い生き方を求めるようになる。稲を大切に思うことは自然を大切に思うことと同じである。稲の生き様からヒトの生き様を教えられてきたといえよう。それゆえ、田植えは日本人の資質をつくり上げてきたといってもよいのではないかと思っている。

4 お米は日本の心

稲作は十年ぶりの不作だという。お米がとれなくてニュースになるのは十年ぶりということだ。毎年の豊作ニュースは、有り余るお米をどう処分すればいいのかという迷惑ニュースだった。お米がとれると豊作ビンボウが話題であった。日本国にとっては米余りが困りもののひとつになっているからだ。この十年、豊作はやっかいもののひとつであったといえよう。

今の日本人は米離れが年々進んでいるといわれている。米の消費量は年々減少して、昭和三十年代に比べたら三分の一にも満たないともいわれている。それにまた、米づくり農家も激減して、当時よりも十分の一以下に減ってしまっているようだ。米づくりは片手間にやっている兼業農家ばかりといってよい。片手間につくった米だから、それなりの消費量で当然ともいえるだろうか。主食としてそれほど期待されなくなったこともまた現実であろう。

それなのに不作のニュースとともに米ドロボウのニュースが多いのは滑稽でもあるが、そこに日本人の気持ちが素直に表れているようにも思える。そこにはお米なんかといいながら、やはりお米は主食の中心、日本人の心そのものという、ついこの間までの思いが残っていて、いざ米が足らないという事態が生じだすと不安を感じてしまうのだろう。

米づくりは百姓の中心であった。一年中いい米をつくるために様々な仕事があり、家族全員の協力と役割分担がなければできなかった。昔の米づくりは人手がいった。三十年前までは田植えと稲刈りは家族総出でやるのが当然であった。さらに隣近所同士、お互いに手伝いに行ったり来たりした。遠くに離れて生活している家族などは、その時ばかりは帰ってきて、みなと一緒に作業した。子供でさえもそれなりの役割分担があって、ともかく全員で総力をあげて米づくりをした。

一緒に仕事をすることは、一緒の食事をすることでもあった。農作業の合間には、お昼の食事や十時や三時のひと休みの時にも同じものを食べた。もちろん毎日の食の中心はお米であり、家族全員でつくったものだった。同じもの、同じ味を同じ思いで食べた。家族は同じ思いを毎日味わった。当然家族同士の連帯意識は高まり、絆は深まった。同じものを食べれば同じ気持ちを持つようになる。家族が同じものを食してこそ、家族愛を深めることができる。

よく会議の前などに晩餐会をするのも、何かの話し合いをする際に食事をともにするのも意見をまとめたいからだ。食事は気持ちをほぐすばかりでなく、同じものを食べれば、同じような気持ちになりやすいからだと思う。

今や、お米を食べる量がうんと減ったが、これとは反対に核家族はうんと増えた。そして、人の心はばらばらになり、家族の結びつきは弱くなった。日本の食文化はどんどん失われた。いや、食文化ばかりでなく、日本の古きよき文化そのものも失われつつある。日本人としての心も忘れ去られようとしている。と、私が心配しても仕方がない。ヒトの心も、地球そのものも変わりつつあると言えるのだから。

米づくりに関する作業は一年中あったことは前にも書いた。中でも冬場の仕事は藁を使ったものが多かったが、そのひとつを記しておこう。

●俵編み

冬になると俵を編み上げる作業があった。俵はすべて藁《わら》でつくられる。藁を三、四本ずつ編んで、すだれのように細長く編み上げ、それを筒状にして俵にする。縦糸に相当する細い藁縄を綯《な》ってから、横糸に当たる藁を編み込んでいく。

冬になると庭先などに莚を敷いて、俵編み機を据えて、日向ぼっこをしながら編んだものである。装置は極めて簡単なもので、俵の長さほどの横棒を足台に据えて、五、六か所等間隔に編み上げ用の縄を巻いた縄巻き重りを前後にぶら下げる。

横棹の上の前後に交叉した縄の間に五、六本の藁を乗せ、縄巻き重りを前後に交叉して締め上げる。藁の茎を右と左に揃えて、重りを前後に行ったり来たりして編めばよい。縄巻き重りは、木製円柱状で、細縄を巻き付けて、少しずつ縄を繰り出す仕組みである。冬場の仕事としては米を入れる俵編みは大事な仕事のひとつであっただろう。私は俵編みが好きで、随分たくさん編ませてもらった。また、俵の両側を塞ぐ栓俵も藁で丸くつくったものだ。

今は俵がまったく使われなくなってしまった。すべて紙袋である。しかし、お米にしてみれば藁でつくられた俵の中で保存されたいと思っていることだろう。

のんびりと日向ぼっこをしながら俵を編むこともなくなってしまったのは、なんとなく淋しい気がする。

5　竹の秋

●筍の季節

今年の桜は例年より早く開花したが、筍もいつもより早く顔を出して、旬を迎えた。わが家の筍は、昨年中に、古い竹を間引いて切り出しておいたので、生えやすくなったようだ。四月半ば、早朝に様子を見に竹林を覗いてみたら、円錐状に顔を出した筍を見つけた。早速、初物の筍を味わった。甘味のある筍の香りが口腔いっぱいに満ちて自然の恵みと、感謝で幸せいっぱいになる。まさに季節の味わいだ。

わが家の竹林は、屋敷の東隅にあるが、毎年この時期になると早朝、筍を探しに入る。最初に筍を見つけるのは、いつも私だ。最初の筍を見つけると、間もなく田植えの季節となる。季節の移り変わりとともに、この一年が巡り始める。

●筍掘り

筍掘りは早朝にやる。先の方が地面から十センチ余り顔を出した頃に掘るのが、ちょうどよい。筍の前後を確認して、正面からひと鍬で掘り取る。背後から鍬を入れても決して掘れない。これでは、切り取ることができず、ただ土を深くえぐるだけである。顔を出している筍を見て、ちゃんと前面を見分けることが大事で、これを誤るとひと鍬で、きれいに掘り取ることができない。

筍は竹の地下茎から生えているが、親である地下茎は、筍の前側にある。だから、前から筍の根本を切り離さなければ、掘り出せないのだ。筍掘りは、正面からひと鍬できれいに掘ることが、おいしくいただける基本である。

竹林の竹は、みな地下茎でつながっている。昨年生えた竹も、二年前も、三年前のも地下では、根がつながっていることになる。だから筍は、親、祖父母、曽祖父母といった家族全員から栄養を貰って育っていることになる。

筍は、雨後のタケノコといわれているように急速に伸びる。筍という字は旬で伸びるという意味で、旬（十日）で生長してしまうということだそうだ。こんなに短期間で、モウソウチクの筍は七、八メートルにも伸びることができるのだ。これほど急速に生長できるのは、親も祖父母も、全員が協力して栄養を与えているからである。

親たちは、自分は飲まず、食わずで子を育てるので、筍が伸びた頃は竹の葉は、栄養不足で枯れ色になる。昔は麦秋という言葉があったが、麦がつくられなくなった今では、竹の秋という方が季節的な言葉になってしまったようだ。つまり、竹の秋が見られるのは、筍に全精力を注いでしまったからではないかと思う。

●筍を食べる

筍は十日で生長してしまうだけの栄養エネルギーを持っている。それだけ急速に生長できるエネルギーなら、ヒトの体にも良いたくさんの栄養分を持っているに違いない。その養分は、その土地に含まれている成分であり、わが家の筍は、わが家の土の養分を持っている。これを食するということは、まさに身土不二ということになろう。

広く見れば、長生村の筍であり、もっと、もっと大きく見れば、筍は地球のエネルギーを吸収して育っているわけだから、筍を食することは、濃縮された地球のエネルギーを食べたことになる。まさに地球を食べているのだ。

●筍の料理

筍は、朝掘ったものをすぐ料理することが最もおいしく食べるコツである。アク抜きなどする必要もない。皮を剝く時は、前から縦に包丁で真二つに切る。そして、皮は重ねたままひとまとめに一度に剝く。一枚、一枚剝かなくていい。

これを、細かく刻んで、味噌汁がいい。筍の香りが、実に新鮮でよい。煮物にするなら、大きな鍋があれば、皮つきのまま茹でてから料理するとよい。こうすれば、アク抜きの効果もある。筍ご飯も大好きで、ついついお代わりをしてしまう。筍のそのままを味わいたい時は、掘ってきて、すぐ皮のついた丸ごとのまま炭で充分焼いて、蒸し焼き状態にした筍を食べるのがいい。酢味噌をつけて食べれば味と香りがすばらしい。

●筍に学ぶ

竹の子育ては親も祖父母も一緒に、言い換えれば三世代も四世代も一緒に協力してやっている。これゆえに真っ直ぐにいい子を育てることができるといっていい。竹は自分の身を削ってまでいい子を育てるため、総力をあげてともに協力している。優れた教育者である。

ヒトの社会は今や核家族ばかり、満足な子育てはできないばかりか、育児ノイローゼや、はては子殺しまでおきている。長い時代を経て親から子へと伝えてきた優れた育児法が伝えられていかない。だから、今の子供たちは、数が減少しただけでなく、ろくな子がいないともいえる。よい習慣も築きあげた伝統、文化も伝えられずに途絶えさせてしまっている。

竹は、稲と同じ仲間のイネ科に属する。稲もひと株、ひと株は一本の稲が分裂して何十本にもなっている。お米は筍より優れた食品である。お米をつくるために、昔から人々は田をつくり小川をつくり、里山に木を植え、日本の風景をつくり、さらにお米づくりの行事やお祭りなど日本の文化をつくり、日本人の心をつくってきた。まさにお米は日本の心を育ててきたのだ。

今、お米づくりは、かろうじて行われている現状にある。日本の子供は少子化のうえ、お米づくりに触れる子もほとんどいない。これでは、日本の心が育てられないのは、当然といえよう。筍の時期になると、日本のよき文化が少しでも長く伝えられるよう願いながら筍の香りを味わっている。

6　身土不二

この頃、食べ物についての問題が多くなってきた。食べすぎとか、中毒とか、輸入問題とか、値段が上がったとか、食の安全性がどうのこうのとにぎやかだ。

今の日本の食糧自給率は四十パーセントに満たないといわれている。余っているのは米だけだ。しかし、米でさえも輸入している。そのため日本の田畑は休耕地と称して荒れるに任せている。輸入した米は安いので、店屋物で利用している。余った日本のお米は家畜の飼料にも使われている。どこか矛盾している。

麦、大豆、トウモロコシなどの穀物は、九十パーセント以上が輸入に頼っているという。味噌をつくろうと大豆を求めたら、アメリカ産しかなかった。パンもほとんどがアメリカからの麦だ。

野菜ものは近頃中国産が多いという。農薬まぶしと分かっていながら、安いのでどんどん輸入する。したがって日本の農家は野菜づくりを止めていく。日本産の野菜類も採算を取るためにハウスでの水耕栽培に切り替えられている。こうしてつくられた野菜は土で育てられていないし、太陽の光も浴びていない。不完全野菜である。

中国からの食品に殺虫剤が混入していたという事件が起こった。これは、たまたま量が多かったので分かったのだ。これまでも、ずっと少量の殺虫剤が混入していたことは予測できたはずだ。もしもこの事件が起こらなかったら、まだまだずっと知らずに少量の化学物質を蓄積し続けていただろう。そしてある時から、奇形児がたくさん生まれ始めて取り返しがつかなくなっていたかもしれない。

生き物にとって、食べ物は命である。日々の命は毎回の食べ物によってつないでいる。その食べ物は他の生き物の命である。人は肉にしろ、野菜にしろ、他の生き物を食べて命をつないでいる。だから「いただきます」と感謝しなければならないのだ。

生物は食物連鎖で成り立っている。だから、上位の生物が下位の生物を食べて命をつなぐことは、自然界の法則として、このことに罪はない。しかし、生きているものの命を絶って自分の命につなげるのだから無駄にしてはならない。ありがたいと思わねばならないし、おいしくいただかねばならない。

「ごちそうさま」は当然の気持ちであろう。

ヒトの体は生物界ではもっとも高度に分化して、さまざまな器官が複雑に、しかも精巧に発達した。微生物も植物も地球のその地方にある栄養素を利用して、多種多様な生物を生じ、進化してきた。殊に植物などは、その土地の化学物質を養分として吸収し、生育している。それを食する動物もまた同様であることに違いはない。

食の問題は今まさに「身土不二」を真剣に考える時であろうと思う。そこに住んでいたものは、その土地で栽培した米や野菜を長年食べてきたであろう。その体はその土地の有機物、無機物を栄養として吸収し、器官をつくってきた。つまりその場所の土と身は、同一のものであるといえよう。土の中の養分と体の中の組識は同じバランスの上で成り立っている。だから、やたらに遠く離れた土地から取り寄せた野菜は土の成分が異なるので、含まれている栄養素も少し違うだろう。足らない栄養素があるかもしれないし、多すぎるのもあるだろう。

野菜などは地元でできたものが、最も身体に合っているのである。外国から取り寄せたものは必ずしも身体にいいものとは限らない。日本の国産のものが最も日本人に合ったいい食品であることを自覚すべきであろう。

日本の農業を実際に行なっている人は、百人中三人であるという。三人のうち五十歳代が一人、六十歳代が一人、七十歳代が一人の割合だという。農業は肉体労働だから辛いばかりで、現金収入にはならないと敬遠されていたのだ。しかし、食を預かる最も重要な仕事である。人の命を守っている仕事といってもよい。もっともっと誇りに思っていい貴重な仕事である。

農業をしていない人は農家の人に感謝と尊敬の念を持つべきであろう。農業は自然を相手に試行錯誤しながらやるので、苦労が伴う。しかし、芽を出し、花を咲かせ、実を結ぶたびに喜びがある。お金に代えられない感動のある仕事でもあるのだ。もっともっと日本の農業を国全体で大切に守り、支援していくことが必要なのではないかと思う。

食育もまた大切である。子供の頃は食事は大切な仕付けのひとつだった。残してはいけない、好き嫌いをしてはいけない、箸や茶碗の持ち方などなど、小さい頃から食事の行儀作法として指導を受けた。それは、食は大切な日々の行為であることを自覚させてくれた。食を軽んじる者は、命も軽んじることにほかならないからである。

食べ物を大切にすれば、それを生産してくれた人たちにも感謝の念を持つことになる。農業にも誇りを持って、生涯の仕事とする若者も増えるだろう。

農も教育も国をつくる基礎であると思う。

7　諏訪への道——十七歳の記録

先日、高校時代の友人が「こんなものが出てきたよ」と古びた冊子を持ってきた。それは千葉大学の、あるクラブの夏の合宿の特集号で、四十年近く前のものだった。

当時私は高校二年生、十七歳の頃だった。高校の先輩との縁で、千葉大学の学生とともにクラブ活動としての合宿をすることができたのであった。その合宿の記録に、初めて諏訪から霧ヶ峰に登った時の文章が載っていた。十七歳の文章で、下手な上に少しツッパッて書いているが、当時の様子が分かるし、この時から諏訪や八ヶ岳連峰との縁が始まったといっていいと思うので、紹介させていただこうと思う。

ついでに当時の文章を見ると茂原市から長生村にあった茂原湿原地帯は、アシやマコモが生える自然そのものであった。食虫植物がいたるところに生えていて、生物クラブの活動の場であった。その湿地帯が区画整理され、用水路がつくられるという計画が知らされ、自然破壊を心配していたことが分かる。今は食虫植物が全滅し、工場が建っている。

霧ヶ峰もその時は和田峠から登って、長い山道を歩いた。八島ヶ池は山の中の湿原の地だった。現在は有料道路の駐車場のすぐそばになってしまっている。諏訪湖も変わった。泥舟に乗って湖に出かけた当時はカバやコウホネやヒシが生えていて、水は汚れていたかも知れないが、植物は豊かであった。しかし、もうすでにその当時から水質汚染や水生植物の減少を心配していたことが分かる。

私はこの時の千葉大生との合宿で初めて二千メートルもの高山に登り、自然界の多様性を知り、その後の生き方に多大な影響を受けてきたと思っている。しかもその当時には後年、しばしば諏訪に通い、医療について学ぶことになろうとは微塵も予測していなかったが、今にして思えば、その時すでに定められていたのかも知れないと思ったりもする。

「俺はカエルだ」　千葉大学『みちくさ』第二集（一九六一年）

俺は沼に住むカエルである。俺の住んでいる所は湿原の名所で、茂原湿原の中の一つの古い沼である。俺がこの沼に住み始めた頃は、広くておまけに水がきれいであったもんだ。ところがこの沼のすぐそばをマッチ箱を大きくして、いくつもつないだような列車が、ものすげえばかでかいうなり声を出して、鼻の穴からハーハーと荒い息を吐き出しながら時々走り過ぎるので、俺はそのたびにびっくらして、頭を泥の中に突っ込んで通り過ぎるのを待ったもんだ。仲間に「ありゃあ何だい？」と、恐る恐る尋ねたら「ああ、あれは文明人のよく乗るディーゼルカアーという奴さ」とあっさり答えたもんだ。どうも俺達には悪いこともしないようだ。そこで俺も勇気を出して、このばかでかいディーゼルカアーとかいう奴をそばで良く見ることにした。なにしろ俺達が跳ねるよりも泳ぐよりもずっと速いので、ばかでかい声を出すのがよくわからないが、日本の人口の多いっていうことは良く分かる。あのいくつもあるマッチ箱にギッチリいっぱい詰められて、それでも入り切れずに窓から頭を出しているると言う始末である。

音の大きいのがちょっぴり恐いと思ったが、三匹の仲間と二本の鉄の線路の並んでいるこのディーゼルカアーの専用道路に行ってみた。線路によじ登ってまだディーゼルカアーの奴、来ないだろうと、茂原駅の方を眺めていると後ろの方に大きな音がした。おんやまあ後ろの方から来たかと振り返ったら、口を大きく開けて円い顔をしたディーゼルカアーの奴が、足を車輪のように早く動かして俺の方へ吠えながらおっかぶさるように突進してきた。ビックリしたのなんのって飛び上がって線路の上から転げ落ちた。グワァーという吠え声がしたかと思うと、つむじ風を起こして俺の鼻っ先をかすめて通り過ぎた。俺はてっきりもう助かるまいと観念して目をつむっていたが、音が聞こえなくなってきたので恐る恐る目を開けてみると、運よくどこも負傷していなかった。が、今でもあの時の大きな顔が目の前に、大きなゴオーという声が耳の中にあるような気がする。ディーゼルカアーだからやっぱりカアチャンと同じようにおっかないんだろう。でもそこはカアチャンと同じだけあって、別に危害を加えてこなかったので大いに安心したもんだ。

それはさておいて、沼にはケンカ仲間が大勢いるし、ナマズのオッサンは先生、ドジョウは遊び相手、イシガメはタクシーであるし、フトイやアシの原始林でカクレンボもできるので、暢気に日を送っていたもんだ。ところが近頃人間ども、なかなかがめつくなって耕地開拓とかなんとかでたらめにうまい口実をつくって、俺達の住んでいる沼を田に変え始めた。沼は狭くなるし、水は汚くなってくるし、いやはや癪にさわることこのうえない。そこで「俺達の住んでいる所を荒らすな」といくら大きな声でゲロゲロ鳴いても、知らぬふりして変な臭いのする化学肥料をまいていやがる。このくらいはまあ何とか我慢できたが、今度はこの湿原を横切って、両総用水とかいう長い川を設置して大掛かりな耕地化を進めるとかいう計画で、コンクリートの川を造り始めたもんだ。あと二、三年もすると俺達の住み家はなくなってしまうということになる。まことに悲しむべき次第である。

人間どもは人権尊重とか平等だとかいろんな都合のよいことを決めているが、自分達で決めておいて、それを破って俺達を侵害してくるんだから、まったく何のために決めたのか知れたもんじゃない。平気な顔してやっているのを見ると張り倒してやりたいくらいだ。こんな不満な日が続いて来ると食べたい食事も欠かすようになり、俺のスマートな身体もちょいとばかりみにくくなってきちゃったもんだ。どこかへ仲間共々集団移民でもしない日にはまったもんじゃない。干上がってしまう。

人間どもが三年間ぐらいで工事を終わらす計画なら、こっちも三ヵ年計画で移住地を探さにゃなるまいということになり、あっちこっち探し回ることになったもんである。ところが、いざ移住地をということになると、なかなかいい所が見つからないもんである。どこにしようかとからっぽな頭をいくつも集めて、何か考えを探しだそうとこれまた悩みの種。考えあぐねて日を送っていたもんだ。

こんなうわさを聞いたんだろう。一匹の信州の山ザルがはるばる出かけて来て「俺遠の国へ来るといいよ」と誘ってくれた。この信州の山ザル、図体は大きいが案外親切そうなので、それならその国を視察に行こうってことになり、一週間の予定で信州の山奥まで山ザルに連れられて、ぞろぞろと二十匹のわれらカエル族が続いていくことになったもんである。

俺達二十匹のカエルは途中大きなヘビにも見つけられずに、なんとか信州までやって来ることができた。大勢の山ザルに出迎えられて、一応、上諏訪の正願寺へ宿をとった。ここならヘビも来ないだろうし、もし何か事故でも起こって一匹や二匹の仲間が死んだとて何の心配もなく、この坊主に後始末を任せられる。いや、全く安心してあちこち視察することにした。その日、稲毛からこの霧ヶ峰にのんびり出かけてきたクマの一族とお互いに紹介しあい、これから一週間一緒にやろうぜということになった。おかげで何かクマッタことが起こった場合、役にたってもらえるだろう。

そこでお互いに個々人紹介し合ったが顔を赤くしたり、青くしたりしながらやったもんだ。中にはちょっとばかり耳を引く奴や目を引く奴もいた。「俺の名前は花岡だ。名前をソウテン（壮典）と呼ぶ奴もいるが、そんなふうによんだ奴は張り倒してやるよ」。いやはやすごい剣幕だ。だが俺は腹の中でこう思ったもんだ。「ソウテンと呼ぶなと言われれば、なおソウテンと呼びたくなるさ。それがカエルの人情ってもんだ」

仲間からオカアチャンとよばれている大きな体格をした女性、やおら立ち上がって言うには「食べ物の方は私が責任を持ってお引き受け致しますわ」。とほほ、こんな女性に引き受けられたら、俺達の体まで飲み込んでしまわれないとも限らない。いや、この世を生きてゆくには実に多くの不安がくっついてくるもんだ。とはいうものの頭の良さそうなクマの知り合いが多く出来たんだから、これから一週間無事に過ごせるだろう。

まず初日の調査は山だ。いつも霧ばかりかかっているってんで、霧ヶ峰ちゆう名前だそうだが、この日もしかり。霧の奴ら、いなかっぺがぞろぞろ来やがったと思ったんだろう。やけにもくもくと霧を吐き出し、霧戦法ときたもんだ。こんなものにいちいち負けていたんじやこれから先、生きてはいけるもんか、ずんずん進め！　と、ふと足もとをみるとアサマフウロの奴、上目づかいに変な目で見上げているし、所々霧の中にボゥーとおばけのように突っ立っている奴がシシウドの奴だったり、いや霧って奴は、実際ムードを出し過ぎると趣がなくなるもんである。山は初めてであるから良く見ておこうと思ったのに、こんなに霧が多くてはあてはずれでガックンである。

早く太陽が出てくれればいいのにと思いながら霧ケ峰をいつの間にか登り詰め、八島湿原へとずんずん進んだ。何しろ回りは牛乳のような壁に包まれているんだから、目を引くものは一つもなく、進むのは早いもんだ。すぐに八島ケ池の上までやってきた。

リーダーがラッパでいう。「ここを下ると八島ケ池があるんです。ここからこの下の方に見えるはずですが」。そう言っていると霧の奴あんまり意地悪ばかりするのも悪いと考えたんだろう。一瞬の間、霧の切れ目が出来て、そのはるか下にはっきりと八島ケ池と池の中の八つの島が目に映った。「オッいいぞ、ここに住めるかもしれん」と胸踊らせて一気に飛び降りた。そのまますぐ水の中へドブンと飛び込もうとして危うくストップ。いやこの水の汚いこと。ヒルムシロがワンサとはびこっていて、おまけにイモリがのんびりと浮かんでいやがる。いい所にはどうしても見えない。少々期待外れ。

だが回りの草原の景色は実にすばらしく、深緑のベールの滑らかな隆起が遙か遠くまで続き、青い空と接合して一本の曲線を構成していた。あの草原をころげ回ってみたい気持ちだ。しかし、草原の中にはたくさんのニッコウキスゲの奴が真っ赤な口を大きく開けて、首を振り振り俺達を見て、大笑いしながらささやき合っている。「まあ、みすぼらしいカエルが遠慮もなくゾロゾロと来たわ。ここに住む気かしら。私達のこのステキなステキな姿を良く見てもらいたいもんだワ。月とスッポンの相違って、このことというのネ。あのカッコウをよくごらんなさいよ」。チキショウ、あんな奴大嫌いだ。今に見ていろ、俺だって立派な紳士になってみせるから……。

いたる所でニッコウキスゲの赤い口に笑われながらも、どうにか車山の頂上にたどり着いた。なるほど車山と呼ばれるだけあって、この山の上に自動車が一台上っていた。しかし、ここは寒い。俺達のように温かい千葉県でのんびり育ったものには、まったく寒さが身にしみる。寒いという言葉を真夏に使ったのはこれが初めてのことだったが、この山頂は霧もすっかり晴れ上がっていて、回りの山々がはっきり見えるので、一生懸命見ることにした。

まず、富士山が東の方に見えるのには驚いた。俺達の住んでいる茂原からは富士山はいつも赤い太陽の沈む頃、西の方向に見えたもんだ。ところが、ここからは東の方へ見えるし、太陽も真上にある。山に登ったんで、こんな珍現象になったのかな。まったく初めての経験である。浅間山のけむりも北アルプスの峰の雲も、ちらりと見ることができたので、まずまずの眺めといったところだ。下界の千葉県の奴等、今頃なまぬるい沼の水の中でフウフウやっているだろうと思うと、ここの寒いのもちょっぴり嬉しさが湧いてきたもんだ。

回りの坊主山を眺めながらオカアチャンの作ってくれた、俺の頭ぐらいあるオニギリを山の冷たい空気と一緒にぱくついて、山の食事を心ゆくまで味わった。腹がいっぱいになってくると自然に体も動いて、また元気いっぱいに車山の斜面を池のクルミまで、ひとっ飛びにかけ降りた。

この池のクルミはアシが多くて俺遠の住んでいる沼によく似ている。これならなんとか住めそうだ。水も俺達の沼よりきれいだ。どうせ住むならここに決めよう、と仲間も俺もそう感じたもんだ。

そこで、ここをもう一度よく調べることにして、今日はまっすぐ正願寺まで引き上げた。しかし山は寒かったな。ハッ、ハックション！　とうとう風邪をひいちゃったかな？


第二日目は諏訪湖の調査だ。写真でとてもすばらしい湖なので、着いたらすぐに飛び込むつもりで意気ようようと出かけたのに、まったく写真なんかアテにならないもんだ。見合い写真なんかで人を決めるのは、絶対にしないことにしようと決心したよ。波は荒いし水はどす黒く濁っている。不潔もはなはだしい。

それならという訳で、この地方特有のドロ舟というちゃちな細長い木製の舟に五、六人ずつ分乗して、四隻のドロ舟は湖を横切り植物の多い地帯へと櫓を漕いだ。しかし、舟は波に向かって進んでいるんだが、なかなか進まない。櫓だけはまじめに音を出しているんだが、一向に岸が遠くなってきたような気がしない。だが、まあ暢気に向こうへ着くまで待っているってんで、腰を落ち着けて氷砂糖のかけらをなめていたもんである。

ヤットのコラショで、めざす目的地の沼地へたどり着き、コウホネの黄色い可憐な花の中に舟を入れ、波に揺られてオニギリを二つほおばった。もちろん昨日と同じく大きなオニギリである。オニギリをパクリとやって、ふとオカアチャンを見ると、舟の一方にオカアチャンがどっかと腰を据え、反対のヘリに二匹のクマさんと一匹の仲間のカエル君が位置して、やっと釣り合いの状態に保たれているのが目に映った。

それからしばらくの後、食事も大分進んだ頃にもう一度見ると、舟が大分オカアチャンの方へ傾いている。なんとまあ、オカアチャン良く詰め込んだもんだ。舟の傾き方を見れば、どんなに食欲旺盛であるか、はっきりわかったもんである。それにまだ、今が食べる真っ最中であるらしく、食べるのはこれからよってな顔をしている。実際あっけにとられて見ていたもんである。また、オカアチャンは白クマとあっては暑さに弱いらしく、しきりに暑さ止めだか、日焼け止めだかのクリームを大きな体を余す所なくベタベタと塗りたくっている。苦労するね。オカアチャンも……。

腹に詰め込んだ後はヒシやコウホネや藻類のはびこっている中をゆったりと竿にまかせて舟をすべらせ、いい加減飽きた頃に又、もと来た岸へ帰ることにした。俺の乗っている舟は先頭に俺がデンとあぐらをかき、真ん中には案外小型の女性のアナグマが三匹ひしめき、一番後ろにアライグマの大賀先生が鼻眼鏡をかけて、のんびりと折れた竹竿をいじくり回していたもんだ。まあ、植物の多い沼のうちは俺の竹竿と大賀先生の竹竿とで、舟もいうことをきいて動いてくれていたが、そのうち湖の中に出て深くなってくると、竹竿も役に立たなくなってきたもんである。

ところがこのドロ舟、櫓が折れて使い物にならないときている。さあ困った。舟の奴いくらひっぱたいても動かない。波が舟べりにぶつかって俺達の頭の上にかぶさってくる。舟が今にも沈んでしまいそうに大きく揺れる。そうなってくると三匹の女性のアナグマ、からきしいくじがなく悲鳴を上げて泣き出す始末。そんなことにはお構いなく、風も波もますます強く容赦なく舟を揺さぶる。だが、追い風なのがたった一つの助けである。大賀先生はといえば、折れた竹竿を利用して櫓を漕ぐ研究に余念がない。波がぶつかってもどこ吹く風といったところだ。俺だって九十九里のカエルである。こんなことに飛び上がっていたんじゃ何しにここまで出かて来たのか分からなくなる。そこで竹の真ん中を持って舟の両側の水をパチャパチャやって、歌でも歌いたくなってきたもんである。男子が二匹ともそっけなく構えているんだから真ん中の三人の女性、頼りない男性だと恨んだことだろう。心配も絶頂に達したらしく「舟が沈んでしまったらどうしよう」ってなことを言っている。そう言われるとなおさらこっちは気が落ち着いて来たもんである。

女性はさんざん心配したらしいが、追い風のおかげで、しまいには出発したもとの岸まで帰り着いたもんだ。三人の女性、胸を撫でおろして喜ぶことしきり。漂流があっさり終わっちゃって少々興味が薄れて残念だったが、俺も大賀先生も舟に別れを告げ陸に上がった。大賀先生この時「あんな時にこそ真の人間というものの姿が現れるもんだよ」と落ち着いて言ったもんである。いや、諏訪湖の一日は実におもしろかったねェ。

8　トンボ捕り

今年の夏はギンヤンマの飛翔を一度も見なかった。農薬の空中散布のために、この辺りはついに絶滅してしまったのだろうか。私が子供の頃（もう四十年も以前のことだが）は田んぼの稲穂の上には、必ずといってよいほど大型のきりっとした姿のギンヤンマが飛んでいた。飛んでいるのは雄で、腹部（尾の付け根の部位が少し膨らんでいて、総排泄口もある）が鮮やかな青色をしていて、田のひと区画をきちんとワクに沿ったように飛んでいた。それぞれのテリトリーが決まっているようで、田の畦までくると、くるりと元にもどって向こうの端まで飛んでいき、四角い田をきちんと行ったり来たりして端から端まで飛び続けていた。時々、空中に止まっているように見えても決して姿勢を崩さず、テリトリーを飛び続けていたものだ。

子供の私は道に立って、ギンヤンマの真っすぐ飛んでくるのを見ている。田の端までくるとしばし大きな目玉でこっちを見て、空中に止まったように飛んでいる。それからクルリと反転して向こうに向かって飛んでいく。きりっとして、ほれぼれする飛び方にしばし見とれていたものである。

腹の青いギンヤンマの雄は一日中ほとんど飛び続けていて、日中は木の枝や草の上に止まっているのを見たことがないといってよい。夜以外には大雨の時、木の枝に雨やどりをして止まっているのを見たことがあるだけだ。一日中休むことなく自分のテリトリーを守るため、稲穂の上を規則正しく飛んでいるのである。

一方、雌は雄での青い腹部は緑色で、体全体も地味な黄土色をしている。雄が一日中飛び続けているのに比べて、雌は単独で飛び回っているのはめったに見かけない。雌を見かけるのは雄と連なって飛んでいる時や、交尾産卵中に水面の上や草の上を止まったり、飛んだりしている時である。雌雄が連なって飛んでいる時は、雄が尾の先端で雌の首根っ子をはさんでいるので、必ず雄が先頭である。

私はこの交尾中のヤンマを見つけると追いかけて、よく捕まえた。この時ばかりは昼日中でも雌とともに雄もゆっくり飛び、時々草の上などに止まるので、捕まえることができるのである。雄一匹だけの時でも捕まえられるが、交尾中は最も捕まえやすい。

さて、小学校時代の私の夏は、トンボ捕りに走り回った時代でもある。トンボの中でもギンヤンマ釣りが最もおもしろかった。まず、雌のヤンマが手に入っていれば、それを一メートルほどの糸の先に結んで、背丈ほどの竹の棒の先にもう一端を結び、田んぼの端にいって雄の飛んでくるのを待つ。

こちらに向かって雄が飛んできたら、雌を見せびらかすように飛ばす。雄は雌に気付くと、交尾しようとして雌にからみついてくる。この時、確実に釣る方法は糸の先の雌を竹棒を頭の上でくるりと一回転させるようにして、雄が雌にからみついたまま地上に落とすことである。地面に落ちても雄は雌をはなさないので、からまったままの状態で捕まえてしまうのである。これはおもしろい。雄とのタイミングが問題だからである。呼吸がうまく合わなければ、雄はからみつかないし、地面に落としてもさっと逃げていってしまって、捕まえられないのである。

さて、もっとおもしろいギンヤンマ釣りは、雌が手に入らなかった時である。雄しかないか、ムギワラトンボしか手にない時は、擬態をさせて釣ることができる。この場合は竹棒の先に結びつけた雄ヤンマを最初から頭の上でぐるぐる回して見せびらかす。雌の時より心もち速めに回す。そしてこの時、子供らは決まって、こう歌った。

『イーネマンジョウ、カネマンジョウ、つるみにこいよ。
おんなヤンマいなけりゃ、おとこヤンマ』

これで雄ヤンマが気がついて、こっちに向かってくる。そこで頭の上で竹棒を回すだけでなく、地面へ落とす動作をする。つまり交尾して、からみ合って落下する時の状態をまねるのである。そしてまた、再び頭の上で竹棒を振り回す。これをうまくやると飛んできた雄ヤンマは雌ヤンマと勘違いして、からみついてしまうのである。これは交尾の一連の動作をまねることによって雄をごまかして、雌ならぬ雄で釣ってしまおうというものである。これこそ呼吸を計って、うまく擬態を演じねばならない。

しかし、これで結構ギンヤンマを釣ったものである。もちろんムギワラトンボで釣る時はもっと慎重に擬態を凝らすことが大切であるし、途中で気付かれて逃げられてしまうことしばしばである。子供の僕らは年長の仲間からこの時、歌う歌を教えてもらって、大きな声を張りあげて、竹棒を振り回していたものである。

一日に何匹も雄のギンヤンマを釣ってしまっても、翌日にはそのテリトリーに、もう他のギンヤンマが飛び回っていた。いくらでもテリトリーの後釜をねらっているのがいたということだろう。

ギンヤンマを捕まえるもうひとつの方法は、夕方捕まえる方法がある。昼間田んぼの上を飛び回っている時は、ほとんどエサを食べないのかも知れないが、夕方になると蚊のいる溜池などの上にはたくさんのギンヤンマが飛び交っていた。

当時、私の住んでいた村には澱粉工場というのがあって、サツマイモの収穫期にはイモをすりつぶす機械から澱粉をとり出す沈殿槽やらがあって、そのそばには排水を流し込む大きな溜池があった。夏にはまだ工場は動いていなかったのだが、溜池にはボウフラがわんさといて、夕方にはこの溜池の上は真っ黒になるほど蚊がわいていた。それを食いに集まるのがトンボの仲間で、中でも最も多かったのはギンヤンマであった。この時はテリトリーも無関係で、トンボ同士ぶつかるほどにたくさん飛び交って必死で蚊を食っていた。

子供らはしばしばそこへトンボ捕りに出かけた。玉網のあるものはそれを持ち、私のように網を持たない者は竹箒を手にして行った。陽が沈んだ夕暮れの頃、溜池の回りには、何人もの子供たちが玉網や箒を手にして身構えていた。夢中で蚊を追っているトンボをねらって、ヤッ、と玉網を横に払って捕まえるのである。私も竹箒で同じように飛んでいるギンヤンマを地面に押さえつけようというわけである。玉網に比べればずっと効率は悪かったが、必ず何匹かは捕まえた。虫篭などは持っていなかったので、捕まえたトンボは羽根を合わせて、唇にくわえて、次のトンボをねらった。指の間や唇にはさんだ数が多くなれば、それでトンボ捕りは終わりである。

夜は蚊帳をつっていたので、捕まえてきたトンボは蚊帳の中には放しておいた。トンボはみな、蚊帳の天井にぶら下がっていた。昼間は敏捷なギンヤンマも夜は実におとなしかった。

今は澱粉工場も溜池もないが、ギンヤンマも見かけない。子供の頃の、あのギンヤンマを追った日々が、何だか夢のような気がする。

第5部　脊柱から健康を知る

1　脊柱の構造と働き

●脊柱の役割

脊柱は身体を支える支柱であると同時に、それを取り囲む筋肉や靱帯、椎間円板などといった付属装置によって運動することができる。

さらに脊柱の中心に脊柱管というトンネルをつくり、その中に脳から続いている脊髄を保護し、椎間孔から全身を支配する神経を出入りさせている。

また、骨の中には骨髄を守って、血球やリンパ球などを常に産生し、全身の細胞を養い、免疫作用をも担っている。

このように脊柱は単に身体の柱としての役目ばかりでなく、全身の諸器管の働きを調整する最も重要な役割を果しているといえるだろう。

そこで、脊柱を中心にして構造と機能について考えてみたい。

●脊柱の構造

背骨といわれる脊柱は一本の骨ではなく、多数の似たような形の骨が連なって背骨という柱を形成している。

この脊柱をなすひとつ一つの骨を椎骨といって、成人では二十六個を数えることができる。これらの椎骨はよく似た形をしているが、少しずつその形が変わっていて、全く同じ形の骨はひとつもない。

頸の部分の椎骨と胸の部分の椎骨では、だいぶ形が異なっている。骨盤のところなどでは大きく形を変えたりもしている。

このように少しずつその形が変わっているお陰で、ヒトはさまざまな姿勢をとることができるのだ。

（図１）のように頸部では七個の椎骨、胸部では十二個の椎骨、腰部では五個の椎骨、骨盤の部位では一個の大きな骨と、尾のなごりである小さな一個の骨からできている。

これらの各部の椎骨を上から頸椎、胸椎、腰椎、仙骨、尾骨と呼んでいる。

●椎骨

基本的な形をそなえた椎骨は、腹側に位置する柱としての椎体と背側の椎弓からなり、椎体の後に椎弓が取り囲むように椎孔をつくっている。

また、椎弓からは筋肉や靱帯を付ける七つの突起が出ている（図２）。

棘突起は椎弓の真後ろに、後方やや下に向ってのびている。この棘突起の先端は背中の皮膚の上からなぞることができるので、脊柱が真っ直ぐであるかどうかを調べる指標になる。

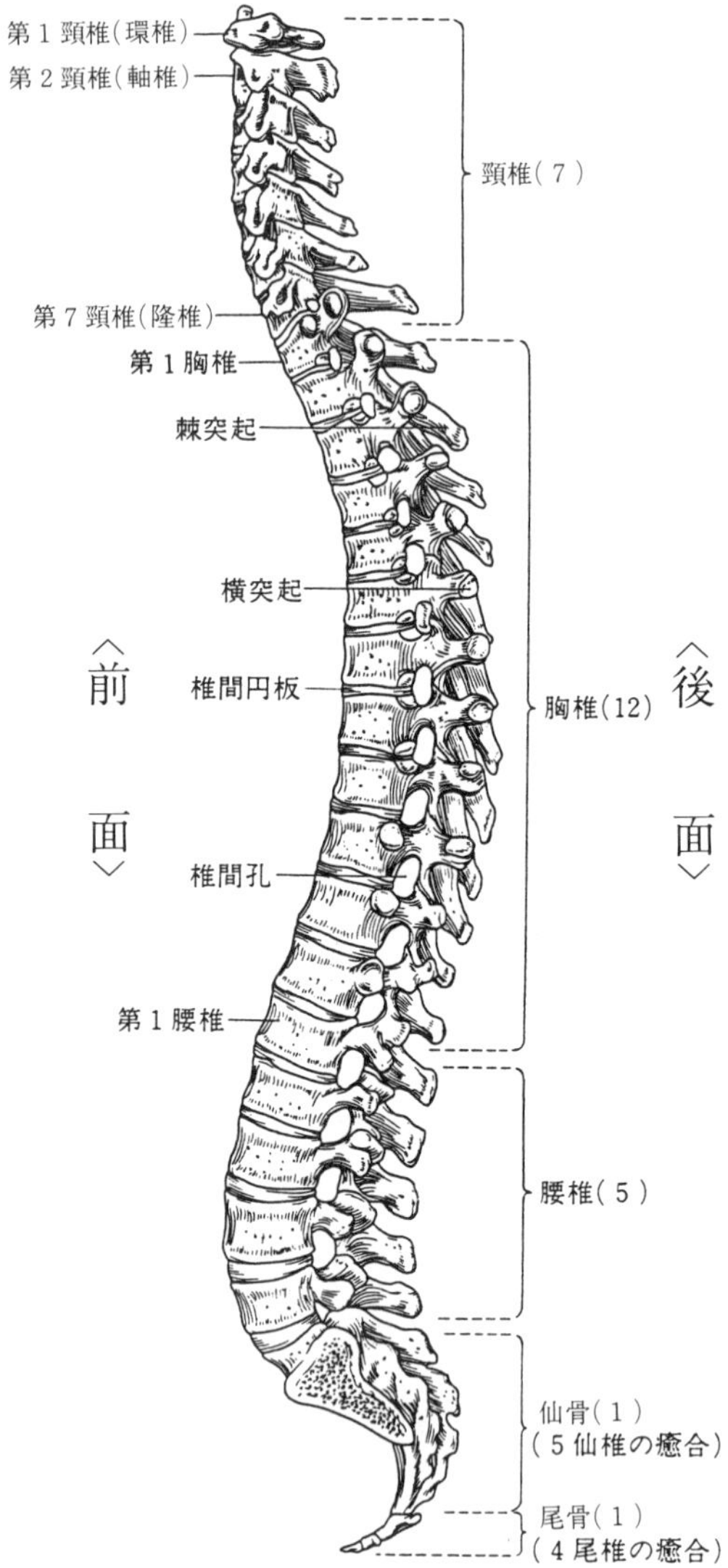
第１頸椎（環椎）
第２頸椎（軸椎）
頸椎（７）
第７頸椎（隆椎）
第１胸椎
棘突起
横突起
〈前面〉
椎間円板
〈後面〉
胸椎（12）
椎間孔
第１腰椎
腰椎（５）
仙骨（１）
（５仙椎の癒合）
尾骨（１）
（４尾椎の癒合）

【図１　脊柱の左側面】

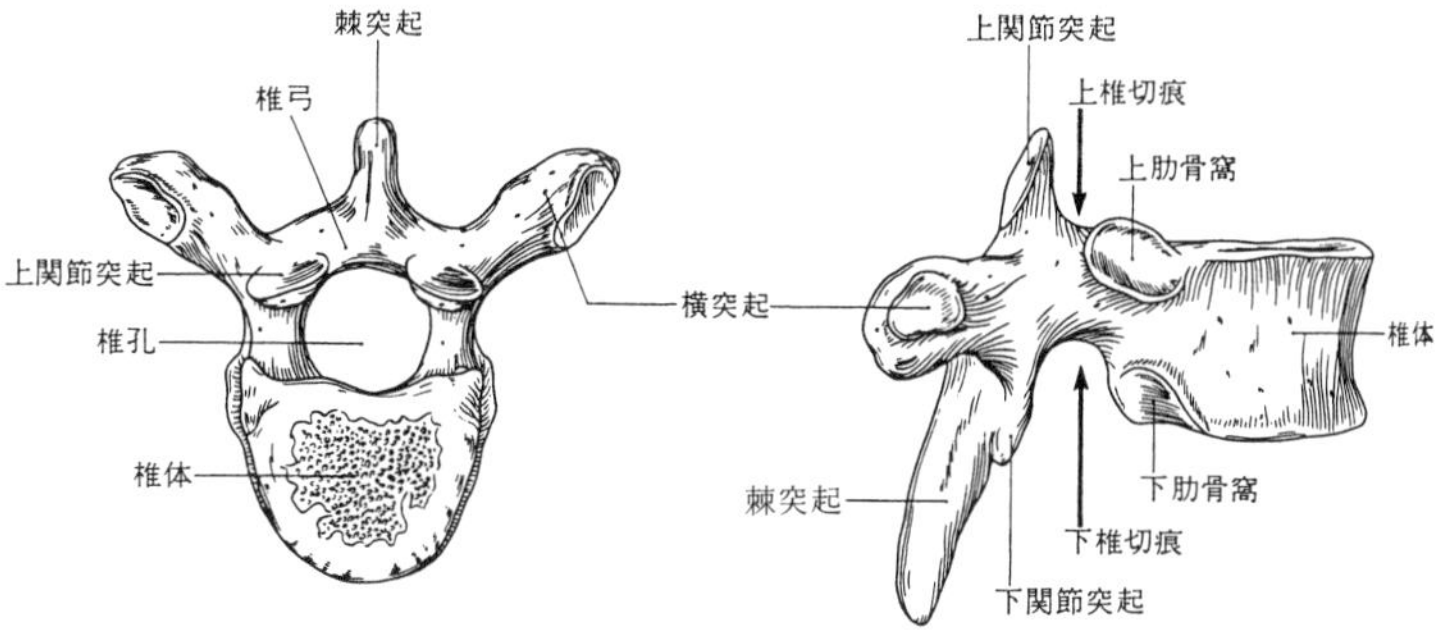

【図2　椎骨（胸椎）】

ここには脊柱の連結をなす靭帯や、脊柱の運動を行なう筋肉（固有背筋という）が付いている。

横突起は椎弓の外側部から左右に突出していて、椎骨の種類によって形を変えるが、筋肉を付着したり、関節を構成している。

関節突起は椎弓の両側部から上方に突出する上関節突起と、下方に突出する下関節突起の四つの突起からできている。

この突起によって上下の椎骨が関節をなして、可動性を保持している。

①頸椎

頸椎の特徴は、横突起の基部に横突孔という小孔があることで、この小孔を通って脳を養う血管である椎骨動脈が貫いている。

また、横突起は先端が二分して前後に突起をなしている。これは本来の横突起に肋骨が退化して、結合したためである。

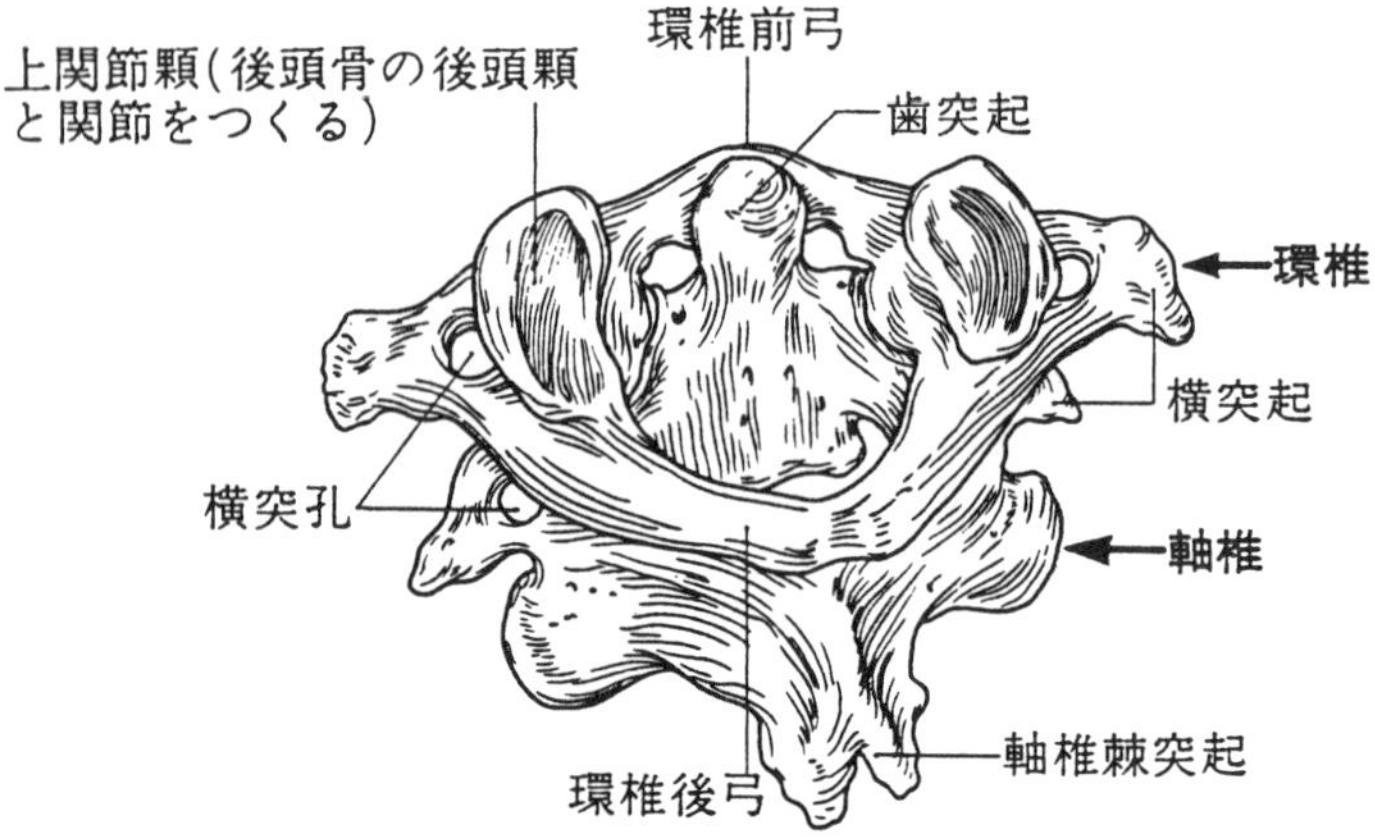

【図3　環椎と軸椎（環軸関節をつくる）】

棘突起は短く、後方へほぼ水平に突出している。このため首は後屈できるし、回すことも可能になっている。

個々の椎骨をみると、一番目の頸椎と二番目の頸椎は形が特に変わっていて、環椎と軸椎とよばれている。

環椎は文字通り指環のような形をしていて、椎体に相当する部分を欠いている。じつは、椎体部分は軸椎に結合してしまっているのだ。環椎の上には頭の骨が乗っているが、この間にある関節（環椎後頭関節）は頭を前後左右に傾ける運動を可能にしている。

二番目の軸椎は椎体の上に、環椎から離れて結合した円錐形の柱が立っている。これを歯突起と称しているが、これを軸として環椎は回ることができる。頭の水平回転は、環椎と軸椎の関節（正中環軸関節）によって行なわれている（図3）。

三番目以下の頸椎は、ほぼ同様の形をしているが、首の一番下、七番目の頸椎は棘突起が急に長くなっている。
頭を前に下げて、頸の真後ろの椎骨を上から下へ指でなぞっていくと、首の付け根の部分でポコンと高い突起に触れることができる。これが第七頸椎の棘突起であり、椎骨を数える目印ともなる。このように第七頸椎は棘突起が隆起しているので、隆椎とも呼ばれている。

②胸椎

胸椎は肋骨を付けて胸郭という胸部のカゴを形成している。このため椎体と横突起の先端に肋骨との関節をなす、くぼみがあることが胸椎の特徴だ（図４）。

肋骨や椎体はこの肋骨窩で肋椎関節をつくっていて、一本の肋骨は上下二個の椎体にまたがって接している。このため、肋骨窩は椎体の両側の上下に半月状に付いている。つまり弱そうな肋骨一本を丈夫な二個の椎骨が支えていることになる。

これは強い衝撃が加わった時に肋骨が折れることによって、椎骨がづれることなく脊髄を守るためである。

また、椎体が前後に長いハート形で、棘突起は長く、しかも下方へのびて付いているので、胸椎は後ろへ曲げにくくなっている。

胸郭の中には、心臓や肺などといった重要な臓器が納められていて、胸郭が潰れてしまわないよう保護しているともいえる。

③腰椎

椎骨の中では、最も大きな形をしているもので、椎体がそれより上部の体重を支えられる

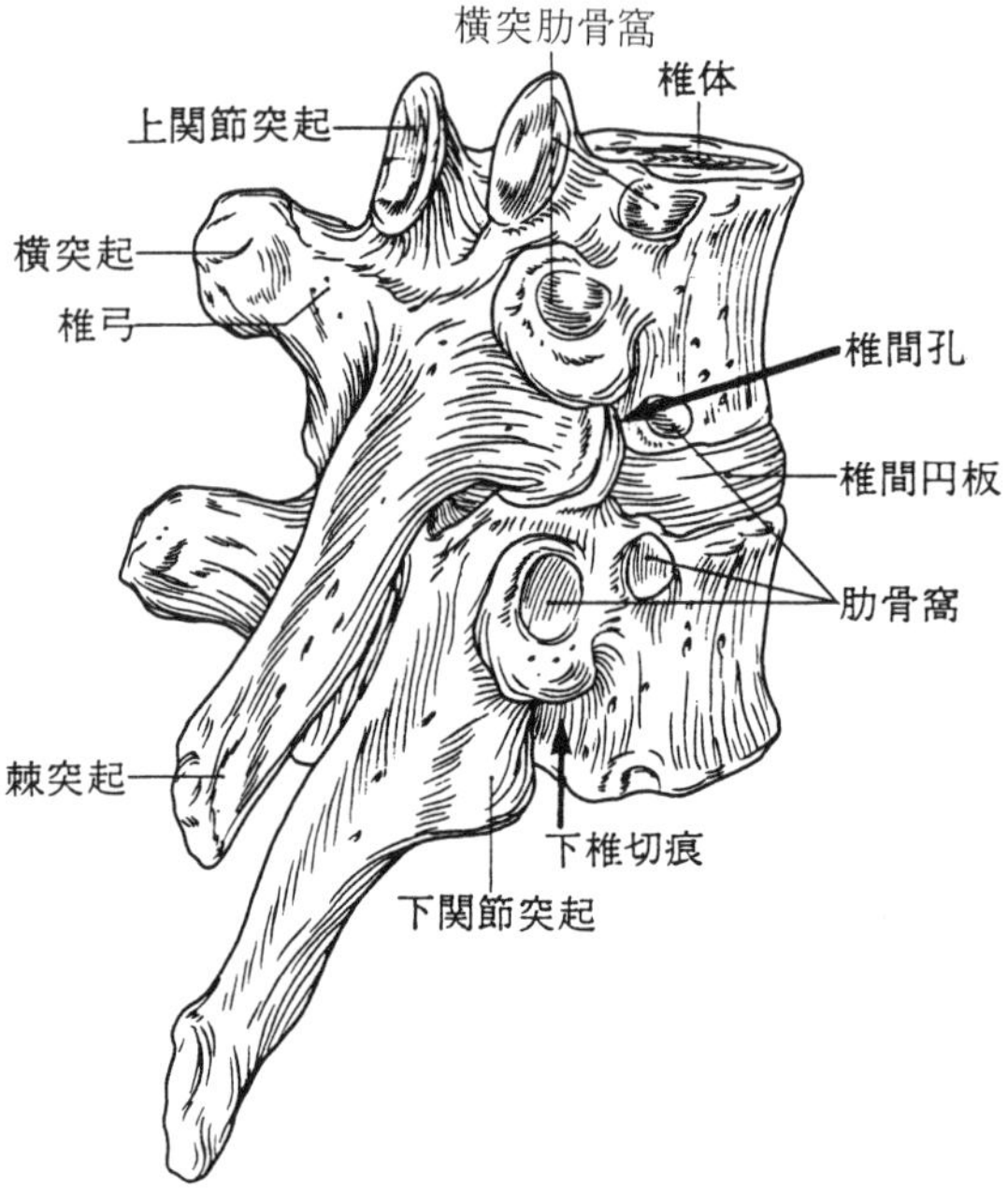

【図４　連結する２個の胸椎】
（右後方よりみる）

よう横幅が広く、高さも高くできている。また、棘突起も幅広で厚ぼったい板のように付いている（図５）。

さらに、横突起に相当する部位には頸椎と同様、退化した肋骨が癒合して大きく突出していて、横突起よりも長いので肋骨突起と呼ばれている。いずれも背中の筋肉を固着するために、形が変化してきたものだ。直立姿勢を保つ背中の筋肉が腰椎に集中して付いてしまうので、少しでも負担を分散するため肋骨突起が長くなっている。

④仙骨

仙骨は上半身の長い脊柱を骨盤にしっかり固定するために、くさび型に骨盤に打ち込んだ形をつくっている。

また、仙骨は単なる柱ばかりでなく、骨盤を形づくるために変化した椎骨で、本来は五個の仙椎であったものが青年期に癒合して、一個の大きな骨になったものだ（図６）。五個の仙椎が癒合し、さらに周辺の関節円板や靱帯などもいっしょに骨化してしまったので、椎骨の形からは想像できないほど変化して、前後に扁平な、ほぼ三角形をなしている。癒合しても椎間孔に相当する部位には、神経の出入口としての孔が開いているので、前面と後面に四対の仙骨孔が残っている。

また、両側面には骨盤を構成する際の腸骨と接する関節面（耳状面）がある。

⑤尾骨

尾骨は動物では尾として認められているが、ヒトでは尾骶骨といわれ、萎縮した尾椎が三

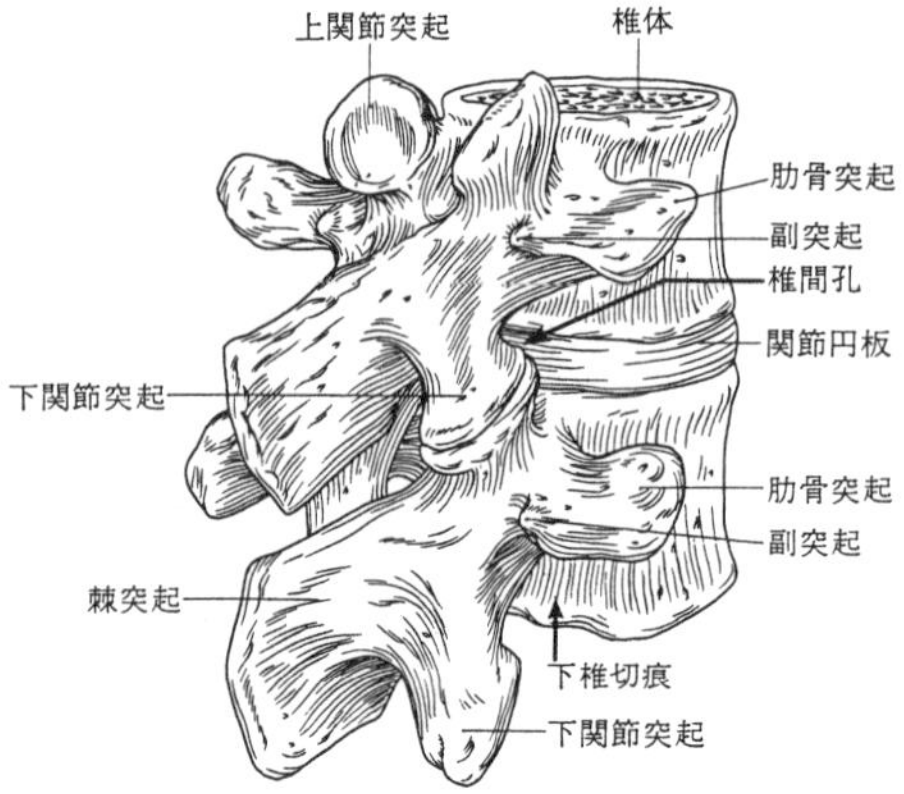

【図５　連結する２個の腰椎】
（右後方よりみる）

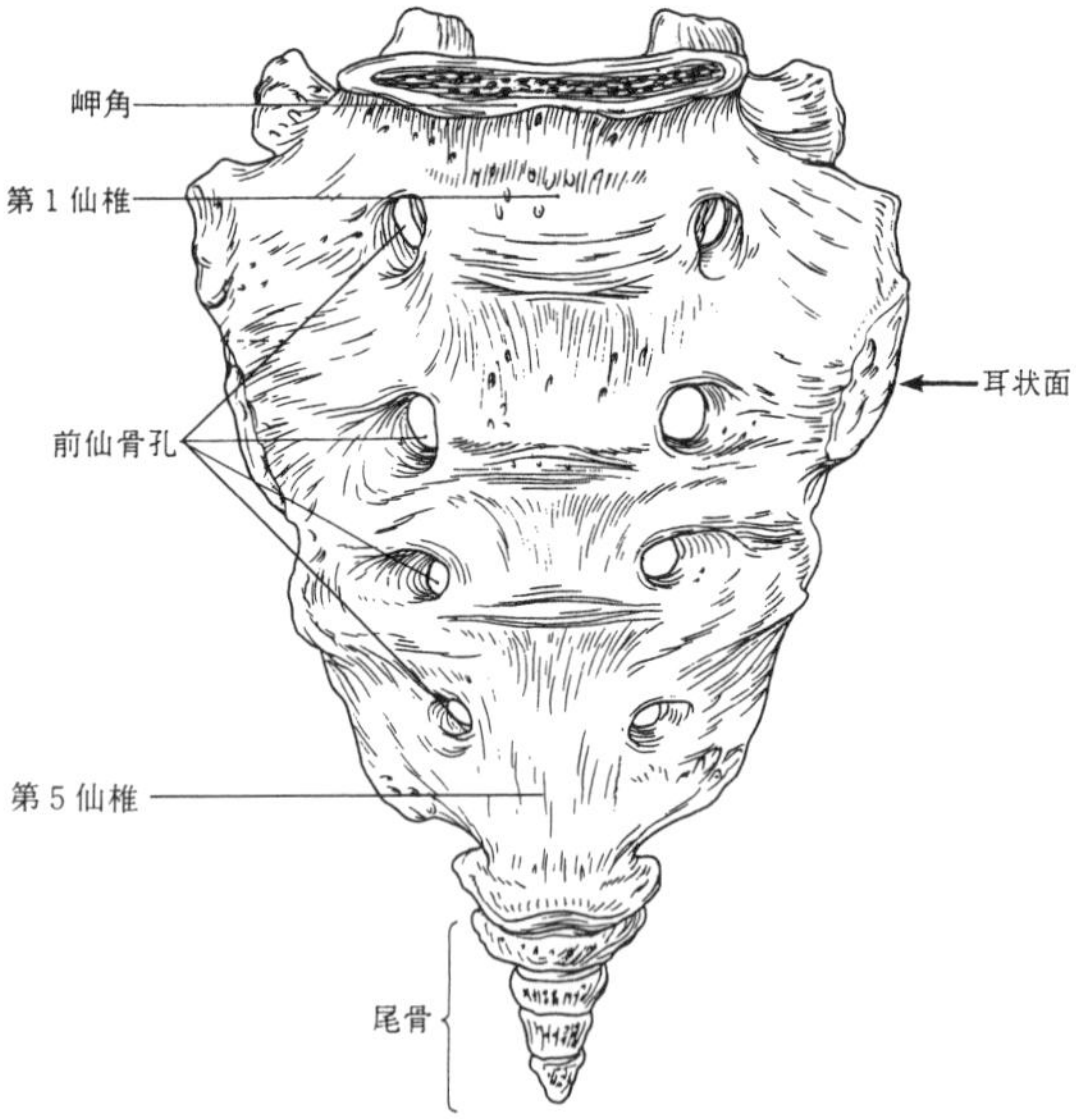

【図６　仙骨（前面）】

〜四個癒合して仙骨の下にぶら下っている。尾骨は脊柱の一番下端をなすとともに垂線を形成している。

2　脊柱の連結

●椎間円板

脊柱は前述の椎骨が連続的に連結されて柱をなしている、単に骨が連なっているだけではなく、椎骨と椎骨の間に椎間円板（単に椎間板ともいう）をはさんでいる。

椎間円板は周辺部を線維輪というやや堅い軟骨で形づくっているが、中心部ほどやわらかいゼリー状の組織（髄核という）で、できていて、しかも吸水性に富み、盛り上る性質をもっている。このため上下の椎骨は引き離されることになり、脊柱の可動性を高めることに役立っている（図７）。

また、脊柱を前後に曲げたり、ひねったりする際に髄核が厚さを変えたり、移動したりして椎骨と椎骨の間の高さを調節して、運動を速やかにしている。

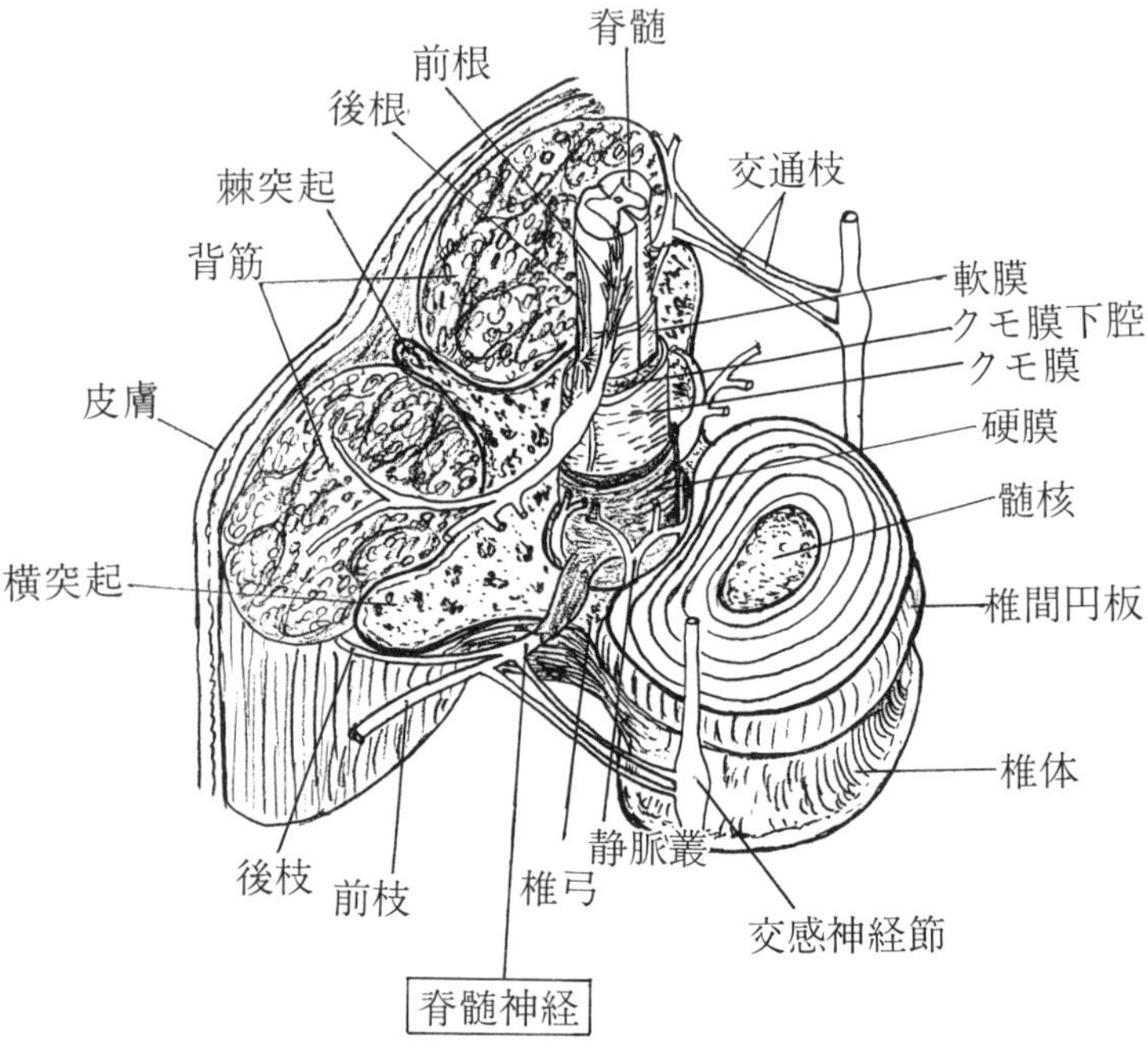

【図７　椎間孔の部位における脊柱と神経の立体解剖図】

●椎間関節

椎骨同士の関節は、上位の椎骨の下関節突起と、下位の椎骨の上関節突起によって形成されている。

この椎間関節も頸部の構造と胸部、腰部の構造とは少しずつ関節面の角度や形が異なっていて、脊柱のそれぞれの部分の湾曲度を調節して、滑らかな運動を可能にしている。

●靱帯

上下に連なる椎骨間には、たくさんの強靱な靱帯があって、椎骨がずれて脊柱が歪まないようにしっかりと補強している。

中でも、棘突起間や椎弓間、あるいは椎体の前面と後面などには、上下に一連の長い靱帯が脊柱の全長にわたって走っている。

とりわけ、柱としての椎体の前面と後面を上下に走る靱帯は重要で、前面のものを前縦靱帯、後面のものを後縦靱帯（脊柱管の前側の壁に当る）といい、椎骨をずれないようにして揃えている。

また、椎弓間を上下に走る靱帯を黄色靱帯（脊柱管の後側の壁に当る）という。

さらに上下の棘突起の間を結ぶものや、棘突起の先端（背側）を上下に走る靱帯もあり、これをそれぞれ棘間靱帯、棘上靱帯という。

棘上靱帯は頸部の上半分では頭蓋骨（外後頭隆起）と、正中部の皮膚と棘突起との間に、ちょうど三角形をなして板状に張っている。これを項靱帯といい、頭部が前方に傾いてしまわないように支えている重要な靱帯である。

これらのたくさんの靱帯は、脊柱を前後から堅いゴムバンドのように締め上げて、上下に走っている。

靱帯は脊柱の自由な運動には邪魔になる。しかし、脊柱を一本の柱となすためには丈夫でなければならない。一般に靱帯はあまり伸び縮みはしないが、しかし、黄色靱帯と項靱帯は弾性繊維で、できていて、比較的伸び縮みが可能で、動きに対応できるようになっている。

このように脊柱の回りには、上下に走る靱帯が何本もあり、これはたくさんの靱帯で支えなければ歪んでしまうほど、不安定な柱であるからにほかならない。

腰痛症やヘルニアなども、これらの靱帯の障害によっておこるものが多い。

このほかにも脊柱を正常に保つために、背部の筋肉や筋肉に続く靱帯などが役立っている。

これらの筋肉のアンバランスもまた、脊柱の異常を引きおこし、種々の疾病の原因となる。

●脊柱管と脊髄

脊柱は椎体の後に椎弓によって、椎孔をつくることは前述したが、全体的に上から下まで通してみると、椎孔の連続が一本のトンネルになっている。これを脊柱管といい、この管の壁は後縦靱帯、黄色靱帯によってほぼ覆われているといってよい。

脊柱管の上方は、大後頭孔によって頭蓋腔に続き、下方は仙骨を縦に貫ぬいている仙骨管で終わる。仙骨部下位では、背部が完全に閉じていないので、そこでは背中側で一部分開口している。

脊柱管は脳を容《い》れる頭蓋から尾骨まで、一本のトンネルのように管がつくられているが、完全に閉鎖されているわけではなく、椎骨と椎骨の間には椎間孔という穴が、左右両側に開いている。脊髄から枝分かれした脊髄神経はこの椎間孔を出入りして、全身を支配している。脊柱管の中には中枢神経である脊髄が、脳から連続して納められている。脊髄は脳についできわめて重要な神経で、脳とともに三層の膜などによって包まれている。

一番外側には、脊髄硬膜という丈夫な膜があり、中間にはクモ膜があり、その内側にクモ膜下腔という脳脊髄液を満たす、すき間をつくっている。

脊髄硬膜とクモ膜は、脊髄から枝分かれした脊髄根という神経に伴って、椎間孔を出てしまうまでつながっている。

クモ膜下腔の内側には、脊髄に密着して脊髄軟膜がある。クモ膜下腔には、脳室で産生された脳脊髄液が常に流れ込んで洗い流している。つまり脳も脊髄も、水の中に浮んでいる状態にあるといえる。この三層の膜と水によって、脳と脊髄は外部からの衝撃を受けることのないように、守られているのだ。

●椎間孔と神経

脊柱の中心には脊柱管が走っていて、その中を脳に連なる脊髄が延びている。この脊髄から椎間孔を通って脊髄神経が出入りしている。椎骨がずれたりすれば、椎間孔も歪むので、この神経も当然影響を受けることになる。

椎骨がずれるほど悪くなくとも、椎間孔の周辺が正常でなければ、その程度に応じてさまざまな末梢の神経症状が現れる。

身体の片側の筋肉を使い過ぎれば、片方の筋肉がむくんだり、腱がつったりして、椎間孔の周囲のわずかなむくみを生じたりする。このわずかなむくみは、椎間孔を通る神経を圧迫したり、神経の伝導を邪魔したりする。

このような影響が少し長く続くと、その神経の支配領域に不調が生じてくる。

椎間板ヘルニアなどはちょうどこの椎間孔の部位に、脱出した髄核が当たりやすいことから生じやすい（図8）。

そのため神経は強く圧迫されたりして、痛みとともに腰が立たなくなったり、足が動かせなくなったりしてしまう。

椎間孔の各部分から出る、神経の支配領域は決っている。

例えば、腕を支配する神経は、頸椎の五番目から胸椎の一番目までの五本の神経が分布している。足は腰から出た神経が支配している。よく知られている坐骨神経は、腰椎の四番目から仙骨の三番目までの五本の神経が集まって分布している。だから、ムチウチ症などで頸を痛めると腕がしびれるとか、痛いとか訴えることになる。

腰を痛めれば足が痛くなったり、歩きづらくなったりするのだ。

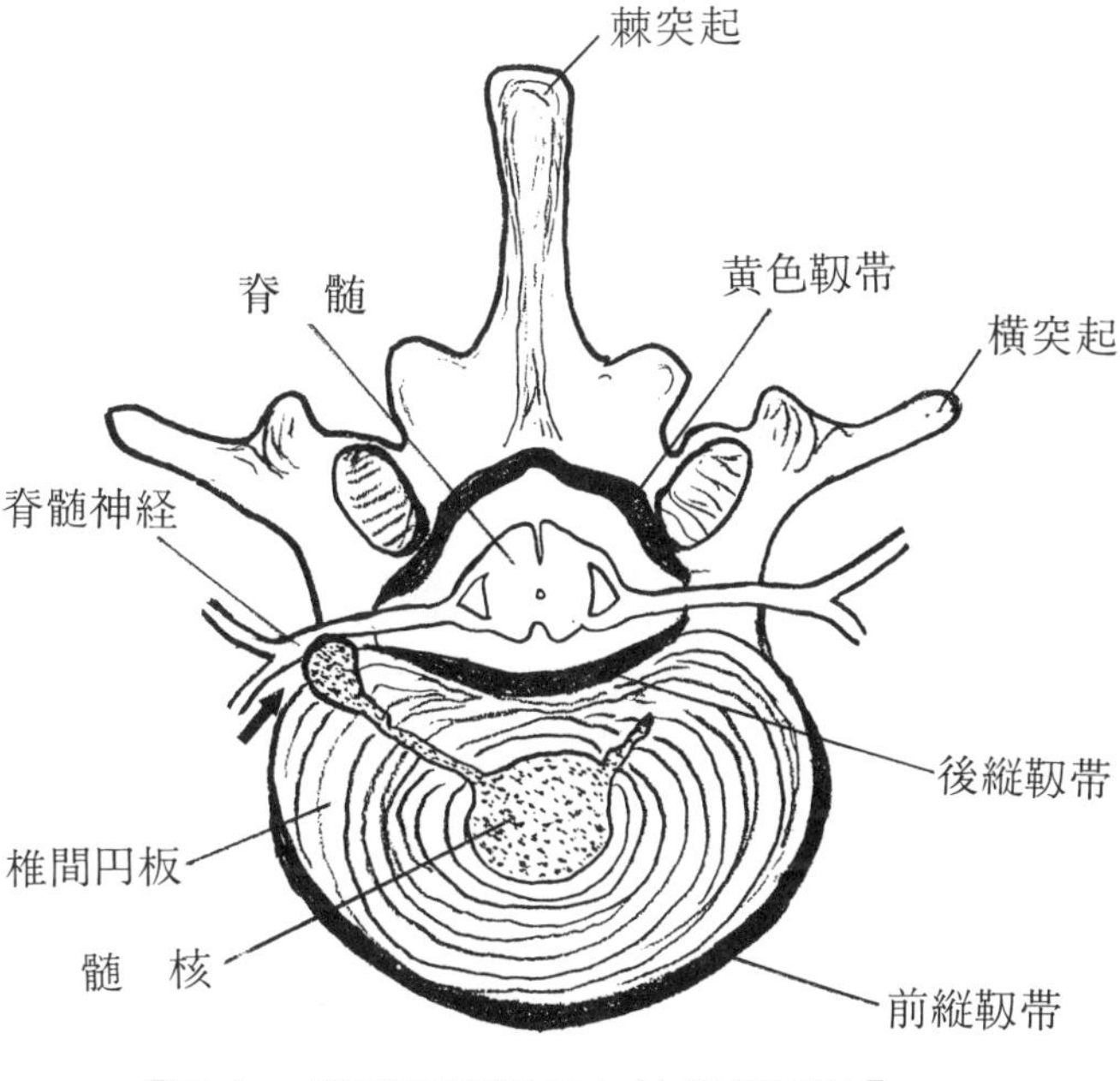

【図8　椎間円板脱出と神経根圧迫】
（↑の部位でヘルニアを起こし、
神経を圧迫している）

内臓なども同様に、脊柱から出る神経に支配されているので、背骨を痛めれば内臓も不調になり、また逆に内臓の調子が悪い時は、その支配神経の通る椎骨の部位に異常が生じたりもする。

このように、神経の通る椎間孔のほんの少しの歪みが全身の不調を生み出し、さらに、長期間放っておけば、慢性的な症状になり、骨の変形も生じる。

脊柱は常に、正しい並びを保つことが大切で、わずかな歪みのうちに正しい並びにもどすことが、健康を保つ基本ではないかと思う。

3　脊柱の生理的湾曲

ヒトの身体の柱である脊柱は、全体的に見ると直線的ではなく、（図9）のように頸部では前に突出し、胸部では後に突出、腰部ではまた前に突出して骨盤に連結している。つまり、ゆるやかなS字状の曲線をしているのが、正常な脊柱であるということになる。このゆるやかな曲りは直立歩行をとるヒトにとって、きわめて重要な役割をはたしている。

直立歩行をすると、体重は全部足にかかってしまうことになる。これでは脚、殊に膝は自分の体重で潰れてしまいかねない。ところがゆるやかな曲りがあると、そこで上からの重み

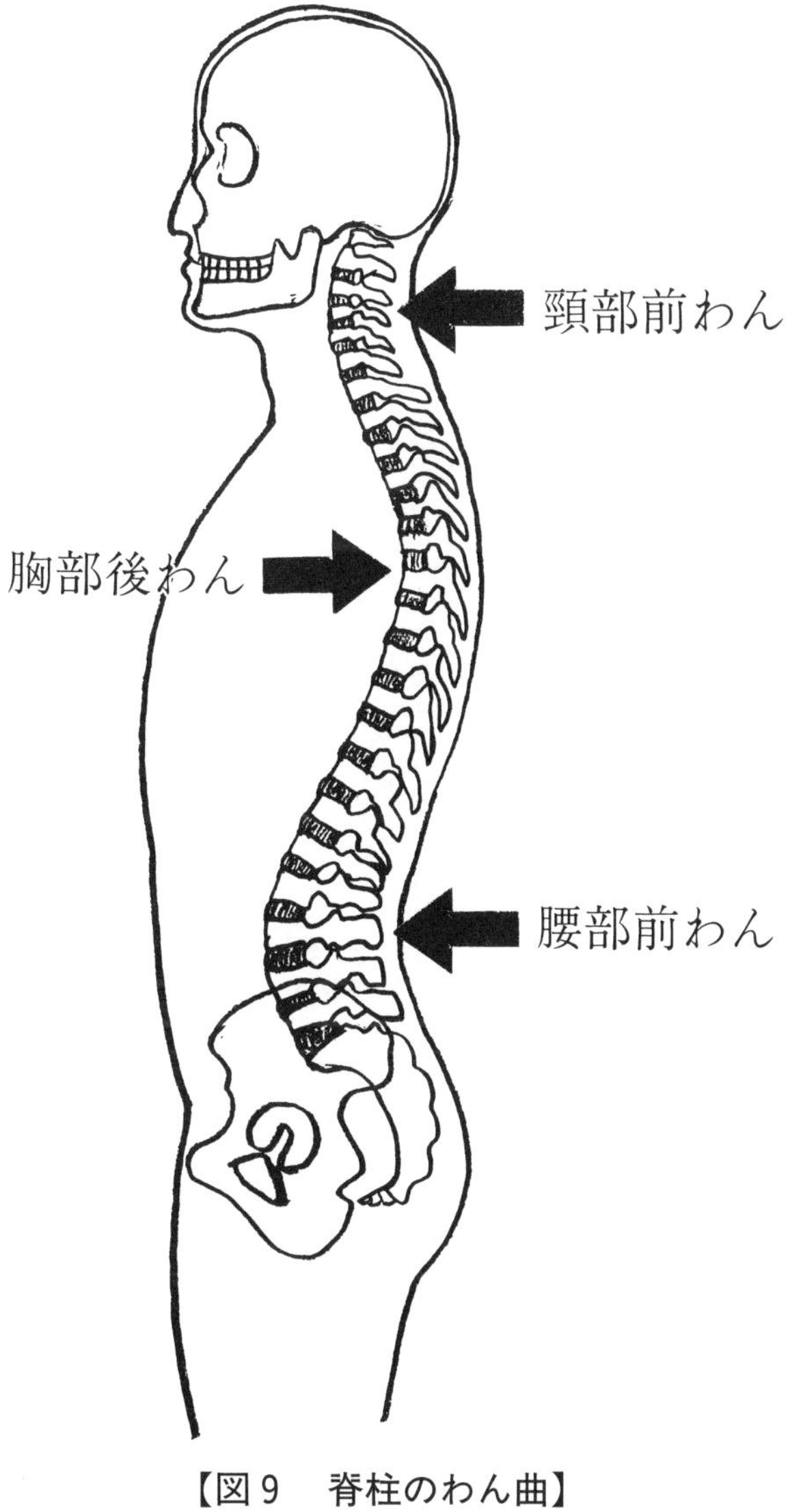

【図９　脊柱のわん曲】

（重心線）が曲っている方向へずれるので、下方への負担が軽減される。

頸部での前方への曲りは頭部の重心線を前方へそらし、胸部の後方への曲りは、胸部より上からの重心線を後方へそらし、腰部の前方への曲りは、上半身の重心線を前方へそらす役目を果している。

こうして上部の体重を、前後へ分散させることによって、腰から下への体重の負担をぐっと減らしているのだ。

四本の足をもつ動物を見ても腰部の曲りはないが、ヒトは四本の足をもつ動物の直線的な腰部の脊柱に曲りをつけて、上半身を立ち上らせた。だから、四本の足をもつ動物は二か所の湾曲しかないのに対して、ヒトだけは腰の湾曲をもち、三か所の湾曲を持っている。

湾曲のない直線的な脊柱の場合、上半身の体重は全部、骨盤にかかってしまう。しかし、一回湾曲があると、骨盤にかかる重さは二分の一になり、二回の湾曲では五分の一に減少し、ヒトの場合の三回の湾曲では十分の一に減少するという。

4　骨はやわらかく、可変的

骨は硬いと誰もが思っている。確かに身体の器官のうち、どの臓器とくらべてみても、最も硬いものだ。

また、硬くて変化しそうにないとも、思われがちだ。殊に私たちが目にする骨というのは、乾いた動物の骨とか、骨格標本などであるため、大変硬いと思われがちだ。

しかし、生きている動物の骨は常に変化している。この変化は一時間や二時間で、明らかに変化がおこるわけではないが、一週間、二週間という期間で見ると、形も機能も変化していることが分かる。

骨よりもずっと軟らかい臓器、例えば肝臓の肥大などに影響されて、脊柱や肋骨の変化をきたすことがある。

実際、大動脈瘤のために脊柱が変化して、右に曲っている例なども観察されている。胸部の大動脈の一部のふくらみが、ある期間続いたために、硬いはずの背骨が血液の入った袋状のふくらみに押されて、曲ってしまったのである。

また、肺癌の大きなかたまりによって胸部の肋骨がゆがんだり、脊柱が曲ったりしているものも数多く見られる。

つまり、骨は周りにある臓器の病変によって、一か月もたてば変形させられてしまうほど、変化しやすいものなのだ。特に、身体の中心にある脊柱は手足の歪みや、内臓の異常によって変化しやすいといえるだろう。

片方の膝が痛ければ誰でも足を引く。つまり、片方への姿勢の歪みを生じ、脊柱はバランスを保つため反対側に曲がる。肩が凝ったり、頸が痛かったりしても同様に、筋肉や靱帯が片側へひきつるので、脊柱は曲がりを生じる。

内臓も同様、肝臓が腫《は》れれば当然だし、腫れるほど悪化していなくとも、異常があれば姿勢をかがめたりすることによって、血流障害を生じたり、柱である脊柱のわずかな歪みを生じる。そして、これらのそれぞれの部位の異常を、早めに見つけて治してしまえば、脊柱の変化は当然もとにもどって、正常になるだろう。

しかし、長期間歪んだまま放っておけば、脊柱の歪みのために、悪くもない他の部位に負担をかけ、また、そこも悪くなってしまうことがある。さらに長期間歪んだままにしておけば、変化しやすい脊柱は形も変わってしまうことになる。こうして脊柱の歪みは、全身的な不調へと悪化していく。

脊柱は身体の一部分の病的症状により変化を生じ、この脊柱の変化は、全身的症状へと波及してゆく変化であるといえる。つまり、脊柱を正しい生理的湾曲に保つということは、全身の健康を保つことにもなるのだ。

5　脊柱の年齢的変化

●筋力の低下

ヒトは四十歳を過ぎると筋肉が落ち始める。筋肉は収縮することによって、関節を動かし仕事をするわけで、年齢とともに収縮力が減少する。このため筋力が落ちることになり、さらに、また運動量も減ってくるために、筋線維が細くなり筋力の低下を引きおこす。

筋肉には収縮して手足の関節を屈曲させる働きのほかに、直立姿勢を保ったりするような同一姿勢を保つ働きがある。このような筋肉の働きを等尺運動といい、これは筋肉の持久力によるものといえる。この持久力も年齢とともに低下してしまう。

いずれにしても筋力の低下をきたす原因は、全身の臓器機能の低下や、運動量の減少による肥満があげられる。

肥満は体脂肪を増加させ、筋肉内に増えると筋肉の収縮を邪魔することになり、ひいては筋線維を細くすることになる。こうして筋力低下が続くと、骨は筋肉に引っぱられないので、だんだん楽をするようになってしまう。つまり、働かなくなり、働かないために骨は萎縮することになる。全身の筋肉のバランスの上に成り立っている脊柱も当然影響を受け、椎骨がもろくなってしまう。

●骨の萎縮

骨と筋肉とは一体となって働いている。骨は支柱であり、身体を支え、筋肉はこれを動かす力となる。

両者は常に協調して、ひとつの仕事をなしているといえる。筋肉が力強く収縮して骨を引っぱれば、骨はそれに耐えられるだけの丈夫な骨質をつくる。

骨が丈夫であれば、筋肉は力強く働くことができる。一方だけが強く、もう一方は弱いということはない。それゆえ、筋力の低下は骨をも弱くすることになり、骨粗鬆症を引きおこす結果ともなる。

骨の変化はカルシウムが減少して、骨質がスカスカになり変形したり、潰れたり、骨折しやすくなったりするが、さらに関節の変化も引き起こすことになる。

●関節の障害

全身の運動の方向や範囲は、関節の構造に左右される。骨端と骨端が接して関節を構成しているが、骨と骨が接する面には、関節軟骨という衝撃をゆるめ、動きを滑らかにする軟骨の薄い層がついている。

また、関節を包んでいる関節包という筒状の膜があり、その内面は滑膜という特別な膜で裏打ちされ、しかも滑膜からは関節内を潤す水分（滑液という）を分泌している。さらに、関節包の周りには関節を保持する靱帯などが付いていて、関節ごとの運動が行なわれ、その可動領域が制限されている。

骨が弱くなると関節の構造に変形をきたし、関節軟骨に障害を及ぼすことが多く見られる。関節の隙間が片方だけ狭くなったりすると、軟骨がはがれたりしてしまう。また、靱帯の一方への緊張や関節周囲のゆるみを生じ、関節の可動域を狭めたり、痛みを生じたりする。

さらに、滑液の分泌亢進がおこり（関節に水がたまる）、ますます障害を強めることもある。このような膝関節や股関節の障害は、その関節の変形を生じ、アンバランスとなり、姿勢を歪めて、柱である脊柱の歪みを引きおこす原因ともなっていく。

脊柱は前述したように、柱である椎体が前後からゴムバンドのような靱帯で固定されている。しかし、この靱帯も年齢とともに柔軟性に乏しくなり、骨の萎縮とあいまって種々の神経性疾患を引きおこす。四十代までの比較的若い年齢では、椎間板ヘルニアにより、腰痛あるいは下肢の疾患をおこすことが多い。

この病状は仰臥位で、下肢を伸展したまま脚を上げると痛みを生じ、三十度位までしか上げられないのが特徴だ。この予防としては筋力をつけておくこと、とくに腰を鍛え、腹筋をしっかり鍛えておく必要がある。

四十歳を過ぎた年代では、椎骨の変化による変形性脊椎症が多くなる。これは加齢によって椎間円板の髄核の変形をきたし、痛みを発する。

椎間円板の弾力性がなくなると、脊椎の滑らかな動きを阻害したり、さらには椎骨に骨棘という余分な骨の出っぱりができたり、脊柱の周りに腫《は》れを生じたりする。

この症状は朝起きた時に、腰の痛みを訴えるが、体を動かし始めると徐々に痛みは軽くなっていくという特徴がある。動くことによって腰部の回りの循環がよくなり、腫れなどもなくなるからであろう。

椎骨や椎間円板に変形をきたしていないのに、腰が痛む症状は腰痛症といわれる。この症状は靭帯や筋肉、筋膜などのわずかな異常によっておこるものと考えられる。筋肉の片方への緊張や靭帯のわずかなズレなどが、神経に触れたり、軽度の腫れを生じたりして、腰痛をおこすのであろう。

また、手足の故障や内臓の痛みなどが原因で、脊柱にアンバランスを生じて、腰痛をおこしていることも十分考えられる。この症状も時々運動することによって痛みを軽減させることもできるし、予防をすることもできる。

老人に多くみられるのは関節リューマチ、変形性関節症などがある。高齢になると骨質が粗となり、変形や骨折も多くなる。特に女性は閉経後に脱カルシウムが生じやすいので、骨粗鬆症をおこしやすくなる。

骨は常に新しい骨細胞を分裂させているが、その際カルシウムを沈着させて骨化する。そこで常に筋肉を鍛え、それによって循環も促進して、栄養補給もよくしておくことが大切なのだ。

食事がかたよったり、運動をしなかったりすると、逆に骨からカルシウムが流れ去ってしまうことになる。毎日、必ず一定時間の運動をすること、それが全身の骨格を丈夫に保つことになる。

6　筋力と骨格を正しく保つ運動

最も基本的で誰にでもできる運動は、歩くことだ。歩く運動はその人に合せて、速くも歩けるし、またゆっくり、ゆっくり歩くこともできる。また、ゆるやかな坂道を上り下りしたり、階段を上ったりして、強度も変えることができる。年齢にかかわりなく、その人の体力に応じて行なえる歩行運動は、最も手軽で、最も大切な運動法であるといえるだろう。

ヒトは二足直立歩行を大変な苦労をして、獲得してきた。脊柱の湾曲は歩くために変化してきたものであり、また歩くことによって安定したバランスを取ることができるようにつくられている。つまり、ヒトは二足直立歩行をするから、ヒトであるともいえるのだ。

直立姿勢を保つための筋としては、背中の横突起の上を上下に長く走っている脊柱起立筋がある。

また、脊柱の生理的湾曲を保つために役立つ筋としては腹直筋と大腰筋がある。腹直筋は胸骨の下縁から恥骨まで、臍《へそ》をはさんで上下に長く走っている。この筋は腹部の一番前にあるため、背骨からずっと離れて胸骨を経て、背骨をつっかえ俸をするように位置している。

脊柱起立筋は湾曲する脊柱にぴったり張り付いているので、筋力を十分に活かすことができないのに対して、腹直筋は背骨の離れた位置から、前かがみになる背骨を突き上げるように付いているので効率がよい。腹筋に力を入れて立てば姿勢がよくなり、背骨は楽に立てるようになる。

また、腰椎の湾曲は前突していなければならないが、脊柱起立筋の付着状態からして、第三腰椎を中心に上下の腰椎は常に後方に引き出されるように力がかかっている。だから不安定な姿勢で物を持ち上げたりすると、ぎっくり腰をおこしたりする。

これに対して大腰筋は、腰椎の一～四番の前面からおこって、骨盤の前（腸骨の上）を下行して恥骨を乗り越え、大腿骨上部の内側やや後ろ（小転子）に付いている。このため、歩く際に大股で、大腿を後方に引けば引くほど、大腰筋は腰椎を前方に引き出すように働くことになる。

つまり、脊柱起立筋が腰椎を後方にづれやすくしているのに対して、大腰筋が逆に前方に引いて、腰椎の生理的湾曲を保ってくれる働きをしている。背骨のためには歩く時は大股で早歩きに努めることが大切だ。

筋力運動には二通りの運動がある。

サッカーや相撲、野球あるいは百メートル競争などといったスピードと強い力を発揮する運動は、無酸素運動といわれている。

一方、ジョギングや水泳、エアロビクス・ダンス、サイクリングなどのゆっくりした運動は、有酸素運動といわれる。

無酸素運動というのは、筋肉の運動が急激であるため、酸素の補給が間に合わない状態で、エネルギーを消費する。このため乳酸という不純物が、筋肉中に蓄積されることになる。いわば、不完全燃焼をしているともいえる。激しい運動をした後に、筋肉が痛くなったりするのは、この乳酸が原因なのだ。

有酸素運動というのはゆっくりした運動なので、酸素の供給が十分で、エネルギーは酸素によって完全燃焼する。したがって乳酸という不純物は蓄積されない。

健康保持のための運動としては、有酸素運動の方が適している。

ジョギング、水泳、水中歩行、ウォーキング、軽登山などは筋力を保持して、健康を保つ有酸素運動の代表といえる。中でも最も適しているのが「歩く」ことである。

前述したように、歩くことによって脊柱は正しい生理的湾曲を保ち、筋力も保持される。そして何よりも、筋肉の反復運動によって持久力が養われる。

歩き方としては、少しがんばる程度の歩き方を目安にすればよい。時間は三十分以上、できれば一時間位が適当と思われる。

少しがんばる程度というのは、心拍数を歩きながら数えてみて、百十〜百二十を目安にするとよいだろう。この程度の運動量ならば、乳酸が産出されないので、身体の全体的な代謝機能が高まり、心肺機能や筋力保持による体力アップがはかれる。近頃、中高年の登山がさかんになっているが、「歩行」ということから考えれば、最もよい運動である。軽登山は肉体的にも、精神的にも健康を保持できる運動として、大いにすすめたい。

7 脊柱から健康を知る

ルネッサンス時代の偉大な芸術家レオナルド・ダ・ヴィンチは、人体の解剖を進めていくうちに、脊柱こそがヒトの生命の根源である、と考えるようになったという。

ダ・ヴィンチは個々の椎骨を正確に描き、それまで脊柱は直線的に描かれていたものを、S字状の生理的湾曲のある図に書き改めた。

彼は生涯に三十体余りの人体解剖をして、正確に臓器の構造をスケッチし、それまでの誤った構造をいくつも正しく書き直している。彼のものを正しく見る目は、多くの解剖図から高く評価され、解剖学者として見直されている。

ダ・ヴィンチが脊柱に生命の根源を求めたことは、脊柱にそれだけ重要な役割を認めざるを得なかったのではないかと思われる。

ヒトは長い年数をかけて直立歩行ができるようになったと前述したが、生まれてただ成長するだけでは、脊柱の生理的S字状湾曲は完成しない。親の生き方を見て生活する中で、歩くことによって、脊柱をはじめ全身の骨組みができ上っていく。

ヒトは生後ほぼ一年で直立歩行ができるようになるが、四本の足をもつ動物と同じ這い這いの姿勢から立ち上ることによって、脊柱の腰部の前方への湾曲が生じ、次第にS字状の生理的湾曲ができ上ってきた。そして、この生理的湾曲は骨盤の形や股関節、膝関節などを四本の足をもつ動物とは異なった形態に形づくってきたのである。

インドで発見されたオオカミに育てられた少年は、四本の手足でイヌのように、すばやく走ることができたという。しかし、脊柱はS字状の生理的湾曲をなしておらず、イヌと同じ脊柱をしていた。しかも、股関節も膝関節も曲ったままで可動性に乏しく、腕の長さも普通の人より長く、手や足の指は広がっていたという。そして、発見されてから直立歩行の指導を受けたが、十七、八歳で死亡するまで、ついにヨチヨチ歩きしかできなかったと報告されている。

これらの事実は、ヒトは生まれて年月を経さえすれば、直立歩行ができるわけではなく、立つことを教えられ、直立歩行を見習うことによって、はじめてヒトとしての形態がつくられることを示している。そして、また日々の生活の仕方によっても、身体の形態や機能が変化してしまうことを教えてくれている。

ダ・ヴィンチが脊柱に、ヒトとしての機能を維持する最も中心的役割があると考えたのも、脊柱の歪みが全身的な歪みに波及することを、よく理解したからではないかと思う。

身体の大黒柱である脊柱が、正しい姿勢を保っているということは、全身の諸器官も正しく位置し、正常な機能を営んでいるといえる。

私たちは脊柱の変化から、身体の異常を教えてもらうことができるといっていいだろう。言い換えれば、私たちは脊柱から健康を知ることができるのである。

おわりに

この頃、健康に関する一般書が大変多く見受けられるようになりました。新聞やテレビやラジオでも健康問題を取り扱った番組が、毎日取り上げられています。「癌にならないためにはどんな生活をすればよいか」とか、「糖尿病はこうすれば治すことができる」とか、「こんな病気はどう気をつければ防ぐことができるか」、などと専門家の意見も述べて、大変もっともな説が述べられています。しかし、それを見たり聞いたからといって、すぐに健康が得られるというわけにはいかないでしょう。

今や生活が豊かになり、便利なものがたくさん増えてきました。家事用具、エアコン、自動車あるいはインスタント食品などなど、体を使わなくてもいいものばかりです。これでは筋力も落ちるし、頭も鈍るのが当然です。

殊に成長期の子供にとっては、大変な事態だといってよいでしょう。成長期は親の行動を見て技術的な動作を身につける時期ですが、その大事な見習い期間がほとんどありません。テレビのリモコンのボタンを押すことや、器具のスイッチを押すことしか教えてもらえません。さらに歩かなければ身体が正常につくられないのに、車ばかりに乗せられて、歩く機会も奪われている状態だと思います。

成長期の子供ほど走り回ったり、道具を使ったりして、骨や筋肉をつくっていかなければならない時期です。ただ栄養ばかり与えて大きくしただけでは、仕事に耐えられる丈夫な筋骨や内臓はつくられません。もちろん、壊れやすい身体ですから、病気にもなりやすいことになります。その結果、医者が足らないと不平を漏らすことにもなります。

「背筋を伸ばして歩きなさい」。この言葉は誰でも一度はいわれたことがあるのではないでしょうか。ヒトは直立姿勢ができて当たり前ですが、多くの動物のうちヒトだけが直立歩行をすることができるのです。しかし、直立二足歩行は大変な苦労をして、長い年月をかけて獲得してきました。ヒトの体は見ただけでも不安定な状態であることが分かると思います。この不安定な姿勢で、しっかりと安定した動きが取れるのは、全身が微妙な調整と絶妙なバランスを保っているからです。

ヒトは四足動物から二本足になったといいます。しかし、二足歩行の時はほんのわずかな時間ですが、一本足で歩きます。普通の歩き方では、この時間は〇・二秒位ですが、片側の足の重さを意識もせず吊り上げて歩いています。しかも、この動作のために全身の様々な装置が高度に働いているのです。しかし、精密な機械であればこそ壊れやすいともいえます。中でも、背骨は身体の前後左右のバランスを保つのに最も中心的な役割をしていることは、見て明らかでしょう。

私は三十余年前、脊椎矯正療法を初めて知りました。背骨の歪みを正して、全身の治療をするというものでした。治療室では何人もの待っている患者さんの前で、治療が行なわれていました。痛みが取れ笑い顔になった患者さんを見て、待っている患者さんもともに笑顔になっていました。脊柱の歪みを正すことが、これほど全身に健康をもたらすとは思ってもいませんでした。

当時私は千葉大学医学部で、肺癌のおこる原因を明らかにする目的で、病理学的な研究をしていました。そのため人体の病理解剖や正常解剖をしばしば行なっていましたので、脊柱の構造と全身の関連や、病気との関りを注意して調べるようになりました。そのお蔭で背骨がいかに重要な働きをしているか、まさに身体の中心となっているかを知ることができました。

脊柱は二十六個の椎骨からなる身体の支柱ですが、椎骨には骨髄を持ち、ここで一生赤血球をつくり続けています。また、脊柱の真ん中には脊柱管というトンネルがあって、ここに脳から延びる脊髄を容《い》れています。つまりただの背骨ではなく、身体にとって最も重要な脊髄と造血骨髄を持っているのです。身体の内臓は、三髄五臓六腑からなるといいますが、最も重要な脳髄、脊髄、骨髄のうち二つもが背骨の中にあります。

脊柱が歪めば神経を狂わせ、筋や内臓の働きを失調させ、病気を引き起こす原因となることが分かります。特に身体を基本的に調節している自律神経、内分泌、免疫の協調を狂わせ、糖尿病や癌を引きおこす原因にもなっているのです。

肺癌の研究を続けていた私にとっては、脊柱の歪みがどのように癌のおこることに影響しているかを考えるきっかけともなりました。癌細胞は自分自身の細胞であるので、免疫的に排除されにくいのが特徴です。このためどんどん増えて、どこへでも広がっていきます。癌細胞は、生活環境の変化による人体への影響が、体内の神経、内分泌、免疫系を微妙に狂わせ、全身の六十兆個の細胞を正確にコントロールできなくなることによって生じるといえるでしょう。背骨の歪みは癌を引きおこす遠因となっているのです。

「背筋を正して、物事をしなさい」というのは、背骨を真っ直ぐにするだけでなく、心の姿勢も真っ直ぐにして物事に向かいなさい、ということでもあります。つまり、脊柱は心の中心でもあるのです。

生活習慣病という言い方が日常的に使われるようになりましたが、日常生活の動きの中心は背骨です。便利な機器の溢れた車社会では身体は動かさなくなり、背骨の歪みもそのままです。

この本をまとめることにしたのは、背骨にもっと注目して欲しい、脊柱から何を知ることができるか知って欲しい、との思いからです。ここに載せてあるのは背骨に意識しながら、この三十年間に書いたものを集めてあります。多くのものは脊椎矯正療法を行なっているグループの機関誌「鵬」に載せたものです。その他は大学の「あすなろ」、科学雑誌「ミクロスコピア」、ロータリークラブの機関誌などがあります。

いずれも医療とか、健康そのものを論じたものではありません。日常生活の中で、どのように健康を意識したかということに触れています。背骨に教えられたことは、日々の生活が大事であるということです。その日の生活のすべてが、明日の健康をつくっているのだと思います。

癌からは研究を通してたくさんのことを学ぶことができました。これも背骨に重要な関りのあることが分かりました。

趣味の山歩きは健康のもとと思っていますし、ヒマラヤは地球の背骨であると思えば、地球環境を守る中心であるといえるでしょう。

そして、お米についてもっと意識して欲しいと願っています。お米は食の中心です。日々の食事は明日の命をつないでいます。人は他の生き物の命をもらって、自分の命をつないでいることを忘れてはならないと思います。だから、「いただきます」と感謝しなければならないのです。

背骨を意識することは普段の生活の中に健康があり、明日の命を守ってくれていると気がつきます。日々の生活の中で健康を意識していきたいと思う、この頃です。

この本の出版にあたり、諏訪長生館館長丸茂眞先生より「はじめに」をいただきました。お礼申し上げます。また、元就出版社の浜正史氏のお世話によって、まとまりのない文章の体裁を整えていただきました。ここにお礼申し上げます。

著者

【著者紹介】

河野俊彦（こうの・としひこ）

医学博士。

昭和50年、千葉大学医学部助手、人体解剖や動物実験により肺癌を病理学的に研究。発癌と汚染大気との関りから環境医学の研究に発展する。この間、医療専門学校講師を併任し、脊椎矯正療法を知り、東洋医学的治療に興味を深める。

平成４年、千葉大学医学部助教授から国際武道大学大学院教授。

平成18年、了徳寺大学医学教育センター教授。

著書『心と体の健康法』（元就出版社）、『ドーピング』（講談社）ほか。

背骨に教えられて

2008年11月20日　第１刷発行

著　者　河　野　俊　彦
発行人　浜　　　正　史
発行所　株式会社　元就《げんしゅう》出版社
〒171-0022　東京都豊島区南池袋4-20-9
サンロードビル2F-B
電話　03-3986-7736　FAX　03-3987-2580
振替　00120-3-31078
装　幀　唯　野　信　廣
印刷所　中央精版印刷株式会社
※乱丁本・落丁本はお取り替えいたします。

ISBN978-4-86106-172-1　C0077

丸茂眞　河野俊彦著

心と体の健康法

――お釈迦さまの医療を現代人に生かす――

定価　一八三五円

背骨を〝自然〟にして病気を治す、心身医療の核心に迫る。

「仏法を学ばれた丸茂先生の治療は心も身も洗い清めて下さる。健康は自分で努力してつくるもの、気力なき者は活力なし。『醫は仁なり』『醫は仏法なり』との丸茂先生の信念こそが『心の時代』にふさわしいものである」

〈株式会社ヤナセ会長　梁瀬次郎〉